本书由上海医药临床研究中心资助出版
The publication of this Chinese translation was supported by
Shanghai Clinical Research Center

CIOMS/WHO 委托翻译
上海市临床研究伦理委员会 组织翻译

涉及人的健康相关研究
国际伦理准则

（2016版）

国际医学科学组织理事会 (CIOMS) 联合
世界卫生组织 (WHO) 制定

朱 伟 译 胡庆澧 校

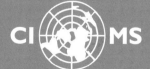

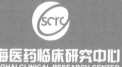

上海医药临床研究中心
SHANGHAI CLINICAL RESEARCH CENTER

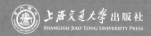

上海交通大学出版社
SHANGHAI JIAO TONG UNIVERSITY PRESS

内容提要

本准则由国际医学科学组织理事会(CIOMS)联合世界卫生组织(WHO)共同制定,内容为涉及人的健康相关研究的国际伦理准则。相关内容经过多次修订,分别为1982年版、1993年版、2002年版,现为2016年版。全书共计25条准则,围绕涉及人的健康相关研究中的科学价值、社会价值、个体受益和负担、资源贫乏地区、脆弱群体、社区参与、知情同意、参与者的补偿与赔偿、群随机试验、利益冲突、生物材料与数据使用等进行了详细阐述,作为国际权威机构的官方准则,对中国生命伦理学界、健康相关研究工作具有重要参考价值!

图书在版编目(CIP)数据

涉及人的健康相关研究国际伦理准则:2016版/国际医学科学组织理事会(CIOMS),联合世界卫生组织(WHO)制定. —上海:上海交通大学出版社,2019(2021重印)
ISBN 978-7-313-21090-6

Ⅰ.①涉… Ⅱ.①国…②联… Ⅲ.①医学伦理学—国际标准 Ⅳ.①R-052

中国版本图书馆CIP数据核字(2019)第053858号

涉及人的健康相关研究国际伦理准则(2016版)

制　　定:国际医学科学组织理事会(CIOMS)		译　　者:朱 伟	
联合世界卫生组织(WHO)		校　　者:胡庆澧	
出版发行:上海交通大学出版社		地　　址:上海市番禺路951号	
邮政编码:200030		电　　话:021-64071208	
印　　制:常熟市文化印刷有限公司		经　　销:全国新华书店	
开　　本:710mm×1000mm 1/16		印　　张:8.75	
字　　数:142千字			
版　　次:2019年4月第1版		印　　次:2021年3月第2次印刷	
书　　号:ISBN 978-7-313-21090-6			
定　　价:38.00元			

版权所有　侵权必究

告读者:如发现本书有印装质量问题请与印刷厂质量科联系

联系电话:0512-52219025

目　录

前言 ··· I

证据检索与合成 ······································· V

导言 ··· Ⅶ

准则 1：科学价值、社会价值以及尊重权利 ············ 1

准则 2：在资源贫乏地区开展的研究 ·················· 4

准则 3：在选择个体和群体参与者中受益和负担的公平分配 ······· 8

准则 4：研究中潜在的个体受益和风险 ··············· 10

准则 5：临床试验中对照组的选择 ··················· 16

准则 6：对参与者健康需求的关注 ··················· 22

准则 7：社区的参与 ······························· 26

准则 8：研究及其审查中的合作伙伴关系和能力建设 ··· 29

准则 9：有能力给予知情同意的个人 ················· 32

准则 10：修改和免除知情同意 ······················ 37

准则 11：生物材料及相关数据的收集、储存和使用 ···· 40

准则 12：健康相关研究中数据的收集、储存和使用 ···· 46

准则 13：研究参与者的报销和补偿 ·················· 53

准则 14：对研究相关伤害的治疗和赔偿 ································· 56

准则 15：涉及脆弱个人和群体的研究 ································· 58

准则 16：涉及无能力给予知情同意的成人的研究 ··········· 61

准则 17：涉及儿童和青少年的研究 ································· 65

准则 18：妇女作为研究参与者 ··· 70

准则 19：孕妇和哺乳期妇女作为研究参与者 ················· 73

准则 20：发生灾难和暴发疾病时开展的研究 ················· 76

准则 21：群随机试验 ··· 81

准则 22：健康相关研究中使用网络环境和数字化工具获取的数据 ····· 84

准则 23：建立研究伦理委员会及其审查规范的要求 ········· 87

原则 24：对健康相关研究应负的公共责任 ····················· 92

原则 25：利益冲突 ··· 95

附录 1　涉及人的健康相关研究方案内容（或有关文件） ········· 99

附录 2　获得潜在研究受试者知情同意的基本信息 ········· 103

附录 3　负责本次修订的 CIOMS 工作小组名单 ··········· 107

附录 4　评论员名单 ··· 114

附录 5　中译本翻译小组名录 ··· 121

索引 ··· 123

致　谢

CIOMS 感谢《涉及人的健康相关研究国际伦理准则》修订工作小组所作的贡献。2011 年，CIOMS 执行委员会决定成立 CIOMS 准则修订工作小组。工作小组由 10 位组员（Anant Bhan，Eugenijus Gefenas，Dirceu Greco，David Haerry，Bocar Kouyate，Alex John London，Ruth Macklin，Annette Rid，Rodolfo Saracci，Aissatou Touré）、1 位主席（Johannes JM van Delden）、4 个席位顾问［世界卫生组织的 Marie-Charlotte Bouësseau（后来是 Abha Saxena）、联合国教科文组织的 Dafna Feinholz、卫生研究促进发展理事会（COHRED）的 Carel Ijsselmuiden、世界医学协会（WMA）的 Urban Wiesing 和 Hans-JoergEhni］以及 1 名科学秘书（Rieke van der Graaf）组成。工作小组的所有成员在其研究领域都是国际公认的专家。工作小组的组成确保存在不同的文化视角、经验和专业及平衡的性别比。其中一名成员代表了研究参与者的观点。他们的隶属关系见附录 3。

CIOMS 感谢许多个人或者来自机构的评论员对初稿的宝贵贡献（见附录 4）。他们详细的审校和评论对最终文件有很大帮助。

许多机构和组织通过提供热情款待为工作组主办会议做出了宝贵的贡献［（荷兰乌得勒支大学；立陶宛维尔纽斯大学；联合国教科文组织，（法国巴黎）］。

特别致谢泛美卫生组织的 Carla Saenz 和 Tania Flores，他们义务将西班牙语人员和机构的评论翻译成英语。他们的劳动极大地帮助确保了本次修订包含了有意义的全球参与。

本次准则修订工作与世卫组织合作进行，由 Abha Saxena 协助推进。由于此次合作，本准则的孕育过程符合世卫组织的相关标准和政策。世卫组织的组织内评审主要由其伦理委员会负责，Maria Magdalena Guraiib 和 Vâniadela Fuente Nunez 承担了协调工作。此外，Ronald Johnson，Melba Gomes，Joan Dzenowagis 和 Sheryl VanderPoel 为初稿的形成提供了巨大贡献。

在 CIOMS，Sev Fluss 承担了初稿的编辑工作，并提供了许多建设性意见，同时在 2015 年底前 CIOMS 的秘书长 Gunilla Sjölin-Forsberg 参加了许多工作组的会议，并分享了许多她在其他工作组的经验。2016 年 4 月，Lembit Rägo 成为了新的秘书长，此后他支持了修订工作。最后，Caprice Fraiha 和 Sue le Roux 在修订过程中提供了非常有帮助的行政支持。

涉及人的健康相关研究国际伦理准则(2016 版)

前　言

国际医学科学组织理事会

国际医学科学组织理事会(The Council for International Organizations of Medical Sciences，CIOMS)是与世界卫生组织(WHO)具有官方协作关系的国际性非政府组织。它于 1949 年在世界卫生组织和联合国教科文组织(UNESCO)的支持下创建，受命于联合国及其专门机构，与 UNESCO 和 WHO 保持着紧密合作关系。

CIOMS 准则第 1 版(1982 年)

自 20 世纪 70 年代后期起，CIOMS 即与 WHO 合作开展与生物医学研究有关的伦理学研究。基于此，CIOMS 发起并坚持与 WHO 一起合作起草相关准则。该准则的目的在于，提出一系列国际伦理审查原则，并就这些指导原则的实施提供具体的意见，其重点是针对在资源贫乏地区所开展的研究。CIOMS 和 WHO 的合作成果直接表现为《涉及人的生物医学研究国际伦理准则》(第 1 版)的出版。

CIOMS 准则第 2 版(1993 年)

随后几年，由于 HIV/AIDS 在一些地区的暴发性流行，大规模疫苗和治疗药物试验的建议被提上了议事日程。这些新的变化带来了一些此前在起草《涉及人的生物医学研究国际伦理准则》(第 1 版)时未曾涉及的新的伦理问题。同时，还有一些其他因素。例如，随着医学和生物技术的飞速发展，多国试验等研究项目开始实施，涉及弱势人群研究的开展，以及对研究所在地资源是丰富或是贫乏所持研究态度的变化，如涉及人的研究有可能对参与者有益而非有害。为此，由世界医学协会颁布的《赫尔辛基宣言》，在 20 世纪 80 年代经历了 2 次修订，它们分别是 1983 年版本和 1989 年版本。CIOMS 也适时与 WHO 及其艾滋病全球规划合作，对 1982 年完成的《伦理准则建议稿》开展增补和修订工作。其成果是发布了 2 个准则：1991 年的《流行病学研究伦理审查的国际伦理准则》和 1993 年的《涉及人的生物医学研究国际伦理准则》(第2版)。

CIOMS 准则第3版(2002年)

1993年以后,又出现了一些CIOMS准则未曾明确提出的伦理问题。这些问题主要涉及由外部资助、在资源贫乏地区所开展的临床试验。尤其是,在资源贫乏环境的研究中,使用的对照剂并非是已明确有效的干预措施,这引发了广泛的关注。对此问题,专家们意见不一。这样的争论,就使得对1993年版准则进行修订和完善成为必要。CIOMS组织了一次咨询会议,形成了8份授权起草的文件。会后成立了一个工作小组,在随后的2年里,经反复酝酿和讨论,推出了一份征求意见稿。2002年,完成最终的修订版(第3版)。

◆ 流行病学准则(2009年)

1993年版《涉及人的生物医学研究国际伦理准则》(第2版)的修订过程表明,所有有关涉及人类参与者研究的伦理分析,对1991年版《流行病学研究伦理审查的国际伦理准则》具有潜在的意义。而且,随着人们越来越认识到流行病学研究对提高公众健康的重要性,这使得1991年版本的准则与当前伦理和人权的思考相契合变得十分重要。为此,CIOMS于2003年成立了一个核心小组,以探讨如何进一步完善现行的流行病学研究伦理准则。为了确保伦理原则应用于各类研究时具有一致性,该小组决定在2002年版本基础上,针对流行病学研究中的新情况,起草一份增补版的指导意见。2006年2月,该增补版在CIOMS网站发布,面向专业人士征求意见。不少来自生物医学研究领域的团体和个人给予了肯定的意见,但也有相当多的质疑声音。反对者认为,流行病学研究者不一定熟悉2002年版伦理准则,这样一来,在流行病学的增补版和生物医学研究的文件之间来来回回反而得不偿失。于是,CIOMS就推出了一个结合此前两个文件的、新的准则(2009年版)。

◆ CIOMS 准则第4版(2016年)

在2009年年度会议期间,CIOMS执行委员会讨论了对CIOMS伦理准则进行修订的必要性。自2002年以来,生物医学研究领域出现了一系列新的变化。例如,对转化(医学)研究的高度重视;开始考虑什么才是对资源贫乏地区公平的研究;关注社区参与研究的重要性;充分认识到把潜在的脆弱群体排除在研究之外,会损害研究的科学性;同时,大数据的研究也在增加。更为重要的是,《赫尔辛基宣言》在2008年进行了重新修订。因此,CIOMS执行委员会并始探讨对准则进行修订的可能性。

◆ CIOMS 准则 2002 年版的修订过程

2011 年,CIOMS 执行委员会决定成立一个工作小组,致力于 CIOMS 伦理准则的修订工作,并从内部予以资助。从 2012 年 9 月至 2015 年 9 月,该小组每年召开 3 次会议。在此期间,几乎每一条准则都历经重大修改。有些准则合二为一(例如,2002 年版(第 3 版)中的准则 4 和准则 6 都涉及知情同意,因而被合并),还有一些新的准则被提出来(例如,"第 20 条准则:发生灾难和暴发疾病时开展的研究")。此外,工作小组决定合并 CIOMS 的《涉及人的生物医学研究国际伦理准则》和《流行病学研究伦理审查的国际伦理准则》。同时,为了确保流行病学方面的专业性,小组成员中的流行病学家还从流行病学角度仔细审读了修订稿。

◆ CIOMS 伦理准则 2016 年版的适用范围

2016 年版 CIOMS 工作小组,决定把 2002 版本的"生物医学研究(biomedical research)",扩展至"健康相关的研究(health-related research)"。工作小组认为,"生物医学研究"一词含义过于狭窄,不能覆盖诸如健康相关数据的研究。同时,工作小组也认识到,扩展范围后的准则仍有局限性。例如,整合了研究和医疗保健两方面优势的学习型互动保健体系(learning healthcare system)等,这些新的发展理念就未能涵盖在意见稿内。工作小组也承认,在社会科学研究、行为研究以及公共卫生监测的伦理,与其他研究活动的伦理之间,没有体现出明确的区别。当前所指的适用范围,仅局限于传统的、涉及人的、与健康相关的研究活动,如观察性研究、临床试验、样本库和流行病学研究等。

◆ 与 WHO 的合作

长期以来,CIOMS 伦理准则一直是与 WHO 共同合作的成果。就本准则而言,双方合作的性质和程度,都从双方达成的共同决定——要遵循 WHO 准则审查委员会(Guidelines Review Committee,GRC)的建议而得到彰显。这包括:①修订前明确整个修订的过程;②确保工作小组具有广泛的代表性,包括应体现地区和利益相关方之间的平衡,明确利益冲突的报告和处理过程;③提供用于修订准则的文献检索和整合的具体信息;④保证对最终成果进行独立的外部同行评审。WHO 准则审查委员会认为,许多"审查的问题"或许不需要"系统审查"和质量评估,但是信息检索过程应予记录。

这些准则的提出和修改过程均与 WHO 准则审查委员会讨论,并得到批准。准则的最终稿,经 WHO 原准则审查委员会秘书处最后审核;鉴于这些准则与价值观和道德原则相关,因而可免受准则审查委员会的审查。与 WHO 的合作包括:由 WHO 所有办事机构(地区办事处和总部)和 WHO 生命伦理学合作中心对准则意见稿进行审查。WHO 研究伦理审查委员会召开了两个半天的会议,审查了递交的全部材料,并对 2015 年意见稿提出了广泛的意见和建议。

◆ **国际咨询和同行评审**

2014 年 6 月,在国际生命伦理学会(IAB)第 12 届大会(墨西哥城大会)期间,工作小组组织了一次专题研讨会,就一些核心议题展开讨论。这次研讨会是 CIOMS 伦理准则修订过程中国际咨询的一个组成部分。2014 年 11 月,修订版意见稿在马尼拉召开的亚洲和西太平洋地区伦理审查委员会论坛的全体会议上进行了讨论,论坛的与会者超过 800 人。2015 年 9 月 17~18 日在开普敦举行的"推进南部非洲研究伦理培训"和 2015 年 10 月在新加坡举行的"临床伦理网络与研究伦理支持"期间,与会者也对该修订版进行了研讨。

CIOMS 的会员机构和参加 2014 年国家伦理委员会全球峰会的国家伦理委员会的委员们,也为此提供了具体的反馈意见。

2015 年 12 月底至 2016 年 3 月 1 日,工作小组公布了指导原则意见稿以征求公众意见。工作小组共收到来自 57 个不同组织和机构的意见建议。在很多情况下,这些意见建议出自一家机构内的多个人,意见建议的提出者具有广泛代表性(附录 4)。这些意见建议容量超过 250 页,内容从编辑排版到深入的探讨,不一而足。2016 年 6 月,工作小组召开了最后一次会议。

在修订过程中,CIOMS 还与世界医学协会保持紧密合作,保证了最终版意见稿与《赫尔辛基宣言》相一致。

2016 年 10 月初,最终版的意见稿被提交至 CIOMS 执行委员会,并于当年 12 月在日内瓦召开的全体大会上获得批准。

由此,CIOMS 准则最终版意见稿(第 4 版)取代了所有之前的版本,包括适用于生物医学研究和流行病学研究的伦理准则。与此同时,基于之前版本准则而获伦理评审的研究项目,仍可遵循以前版本的条款和条件。

如对本准则有任何意见建议,欢迎提出并请直接寄往瑞士日内瓦国际医学科学组织理事会秘书长收,邮箱 2100,邮编 CH‑1211 Geneva2,(the Secretary-General, Council for International Organizations of Medical Sciences, P. O. Box 2100, CH‑1211 Geneva 2, Switzerland),或通过电子邮件发送至邮箱:info@cioms.ch。

证据检索与合成

在修订过程中,文献综述为进一步开展伦理研究提供了理论基础。一些权威的宣言、报告、指导性文件,如《纽伦堡法典》(1947)、《联合国全球人权宣言》(1948)、《联合国公民权利和政治权利国际公约》(1996)、《贝尔蒙报告》(1979)、人用药品注册技术规范国际协调会的《临床试验管理规范》(1996)、《欧洲理事会奥维耶多公约》(1997)、联合国教科文组织的《生命伦理与人权宣言》(2005)、联合国艾滋病规划署和 WHO 联合发布的《艾滋病生物医学预防性临床试验指南》(2007/2012)、WHO 的《涉及人类参与者健康相关研究的伦理审查标准和操作指南》(2011)和世界医学协会发布的《赫尔辛基宣言》(2013)等,都在讨论中发挥了重要作用。其中一些指导性文件被广泛采用。例如,由联合国艾滋病规划署和 WHO 联合发布的 2012 年版《艾滋病生物医学预防性临床试验指南》,其中"准则 7:社区的参与"在制订中就发挥了巨大作用。

此外,涉及人类参与者研究的教材和现有的伦理框架,以及有关涉及人的研究的报告等,也为准则的修订提供了有力的支撑。工作小组查阅了主要伦理学期刊上的论文,这些刊物(按字母排列)包括:《美国生命伦理学期刊》(*the American Journal of Bioethics*)、《生命伦理学》(*Bioethics*)、《BMC 医学伦理学杂志》(*BMC Medical Ethics*)、《剑桥医学伦理学季刊》(*the Cambridge Quarterly of Healthcare Ethics*)、《发展中国家生命伦理学》(*Developing World Bioethics*)、《黑斯廷斯中心报告》(*the Hastings Center Report*)、《生命伦理学探究》(*the Journal of Bioethical Inquiry*)、《人类研究伦理学实证研究杂志》(*the Journal of Empirical Research on Human Research Ethics*)《法律、医学和伦理学杂志》(*the Journal of Law, Medicien and Ethics*)、《医学伦理学杂志》(*the Journal of Medical Ethics*)、《医学与哲学杂志》(*the Journal of Medicine and Philosophy*)、《医学、医疗和哲学》(*Medicine, Health Care and Philosophy*)等。同时,工作

小组还参阅了诸如《英国医学期刊》(*BMJ*)、《柳叶刀》(*The Lancet*)、《新英格兰医学杂志》(*the New England Journal of Medicine and Science*)等顶尖刊物上的代表性论文。

文献综述的作用体现在以下 3 个方面。

第一，我们检索了涉及人的研究的主要伦理准则和研究伦理学教材，以便梳理出这一领域全新的研究论题或观点。例如，许多准则包括了生物样本库的部分，这也是为什么我们将用于流行病学研究的 CIOMS 准则与用于生物医学研究的准则结合起来的原因之一。

第二，我们通过 Embase 数据库和 Medline 数据库搜索相关论文以及在特定主题上有强有力观点的论文。例如，我们注意到，在开展有关风险-受益评估的研究时，近来通常采用的两种方法是成分分析和净风险测试 (component analysis and the net risk test)。至于其中哪一种方法更好，生命伦理学界的意见并不统一。有鉴于此，工作小组翻阅了此两种方法的相关文献并找到一个折中的办法。对于脆弱人群的界定，也依照此办法。近来学界已达成共识，所谓脆弱人群不应再被用于指代某个群体的全部。为了顺应这一趋势，工作小组摒弃了原先的方法论。取而代之的是，准则着眼于导致某些人群脆弱的特征，及其在相应环境下的特定保护。

第三，通过文献综述回应一些新近涌现的热点问题。例如，生物样本库的选择退出程序，或告知研究参与者要求或未要求过的研究发现等。工作小组查阅了涉及上述主题的相关论文，并在此基础上提出了自己的观点。

需要指出的是，这些文献是后续进一步讨论的一个重要起始。当然，本准则所包含的伦理立场是否有效，最终还取决于其是否经得起推敲，而不是其在文献中出现的频率。

工作小组的所有决议都是理性讨论的结果。针对具体文本的修订，小组成员均通过现场会议和网络会议进行了充分讨论。讨论之时，常常反复商议，直至达成统一的认识。如无法达成一致，则保留 2002 版伦理准则中的文本。

导　言

　　本准则所阐述的伦理原则,应在对研究计划书进行伦理审查之时予以贯彻。伦理原则被认为是普遍适用的,而本准则应作为整体来阅读和解释。准则中的有些部分可与其他准则相互参考印证,其目的是便于读者更好把握。不过,如未有能与其他准则形成相互参考的情形,并不表示其他准则在此不适用。

　　尽管准则中所涉及的规则和原则主要着眼于保护研究中的人,但美德和保护措施对于有效保障人类的权利和福利也同样重要。

　　一般而言,相较于"应该","必须"被用于强调更高的道德要求。

　　准则中出现的"与健康相关研究"一词,指的是旨在推动或促进涉及人的传统研究领域内健康知识普遍化的相关活动,如观察性研究、临床试验、生物样本库和流行病学研究。普遍化的健康知识,其构成包括被已接受的科学观察和干预方法所证实的理论、原则或关系,或者基于与健康相关的信息累积等。

　　本准则适用于涉及人的研究。在生命伦理学文献中,对于"人"的表述不尽相同。在本文件中,"人类""研究参与者""人类受试者"表意相同。

　　在人类迈向人人享有最佳健康和医疗保健的进程中,所有研究,包括涉及人类参与者的研究均至关重要!

准则 1:

科学价值、社会价值以及尊重权利

开展涉及人的健康相关研究,其伦理辩护是研究的科学价值和社会价值:它意味着研究有可能产生保护和促进人类健康所必需的知识和方法。患者、健康专业人员、研究者、决策者、公共卫生官员、制药公司等,他们的活动和决策对个人和公众健康、福利以及如何支配有限的资源产生影响,而这些活动或决策却有赖于研究结果。因此,研究者、申办方、研究伦理委员会和卫生主管部门,必须确保所提出的研究具有科学的可靠性,是构建在已有的充分的知识(prior knowledge)基础之上的,并很可能产生有价值的信息。

尽管具有科学价值和社会价值是开展研究的基础条件,研究者、申办方、研究伦理委员会和卫生主管部门,还须担负起道德责任,确保所有研究是在保障人权,尊重、保护和对研究参与者公平的情形下开展。具备科学价值和社会价值,并不等于有理由让研究参与者或当地社区遭受粗暴对待或不公。

评注

一般考虑:为了在伦理上得到许可,涉及人的健康相关研究,包括人体组织样本和数据的研究,必须具备社会价值。研究的科学价值和社会价值很难定量,但一般体现在 3 个方面:产出的信息质量,与重大健康问题的关联性,以及对于促进个体和公众健康所形成的干预、政策和实践的贡献度。健康相关研究的社会价值十分重要,这体现在要求研究的设计须符合科学要求,且能产出非此途径无法获取的信息。例如,所谓的"种子试验"(seeding trials),如果它的目的是影响参与研究的临床医生开处方使用新的治疗药物,而不是获取关于这些干预措施优点的知识,那么该研究就违背了此要求。

社会价值：社会价值指的是，研究可能产出的信息具有重要性。信息的重要性体现在，它对重大健康问题的理解或干预有直接关系，或者它对可能促进个体或公众健康的研究有预期贡献。信息的重要程度视情形的不同而有所区别，这些情形包括：健康需求的意义、所采用方法的新颖性及预期优点、可供选择的解决问题的其他途径的优点，以及其他考虑。例如，一个设计良好的后期临床试验（late clinical trials），如果其试验的终结点与临床决策不相关，从而使医生和决策者不可能基于研究发现而改变他们的操作，那么，该试验就缺乏社会价值。同样，尽管复制（replication）在科学研究中十分重要，但是，设计良好的研究若不具备足够的新颖性则仍缺少社会价值。

研究者、申办方、研究伦理委员会和相关卫生主管部门，比如立法者和政策制定者，必须确保研究具有充分的社会价值，以使其相关的风险、花费和负担得到合理的辩护。特别是，对参与者缺乏预期的潜在个人受益但却有风险的研究，必须确保其有充分的社会价值（见"准则4：研究中潜在的个体受益和风险"）。

科学价值：科学价值指的是，研究能够产生可靠和有效的信息，用于实现研究既定的目标。科学价值的要求适用于所有涉及人的健康相关研究，不论资金来源或对参与者的风险如何。在某种程度上，这是因为大量利益相关方（包括患者、临床医生、研究者、决策者、申办方及其他）均依靠研究产出的信息，做出对个体或公众健康有重要影响的决定。例如，在研究早期获取的证据时，是为后续研究提供基础，而方法上的缺陷可能使研究偏离期望的轨道，并且浪费宝贵的资源。许多其他形式的研究，如临床试验、医疗卫生系统研究、流行病学研究或上市后药物的研究，其所产生的数据可供临床决策、卫生和社会政策或资源分配参考。确保研究符合严格的科学标准，对维系研究机构的诚信（integrity）和实现其社会功能必不可少。

尽管研究产出的信息其质量主要取决于研究的科学价值，但科学价值本身并不能使某项研究具有社会价值。例如，一项研究设计严谨，但其研究问题已在之前的研究中被成功解决，则其仍缺乏社会价值。不过，若一项研究没有恰当而严谨的实验方法来解决当前的问题，那么它也没有社会价值。换句话说，科学价值是健康研究是否具备社会价值的必要条件，却不是唯一的条件。

研究人员的资质：研究者、申办方、研究伦理委员会必须确保研究人员具备合格的教育背景和专业经验，能够胜任且负责任地开展研究。这包括接受适当的伦理教育和培训。研究人员的资质必须在提交给研究伦理委员会的材料中充分体现(附录 1)。

对权利和福利的尊重:尽管某项研究要获得伦理许可,其社会价值是一个必要条件,但仅此还不够。凡涉及人的研究,必须以尊重和关心个体参与者或研究所在社区的权益的方式开展。这种尊重和关心在知情同意书的要求中体现出来,相较于研究的重要性以及知情同意书中的其他要求,须确保风险最小化且风险是合理的。同时,研究须充分考虑到正义和公平的问题。这种关注体现在:选择哪些人的健康需求作为研究目标;如何分配研究的风险、负担和预期受益;谁可以获得研究和干预的结果。在后面的准则和评注中,将对研究中出现的此类问题进行讨论。提交伦理审查的研究方案(如与此相关),必须包括在附录 1 中所列具体条款,并在开展研究时予以严格遵循。

研究结果的传播:传播研究结果对于实现社会价值十分重要。传播科学信息,包括传播负面的研究发现,其重要性将在"准则 23:建立研究伦理委员会及其审查规范的要求"中讨论。

准则 2：

在资源贫乏地区开展的研究

计划在资源贫乏地区的人群或社区中开展研究之前，申办方、研究者和相关公共卫生主管部门，必须确保该研究是对研究开展地区人群或社区健康需求的响应，或优先体现了他们的需求。

作为申办方和研究者的义务，他们必须做到：

▶ 在与政府和其他利益相关方合作时，要尽最大的努力使研究得出的干预措施、研发的产品和获取的知识，尽早为研究开展地区的人群或社区所利用；并协助建立和增强当地的科研能力。有时，为了确保研究中受益和负担的公平分配，还应为当地人群和社区提供额外的受益，如资助当地医疗卫生基础设施建设。

▶ 应与社区协商并一起协调落实利益相关方的责任，以便制订计划使干预措施或研发的产品投入使用。

评注

一般考虑：本准则适用于资源贫乏地区，当地人群可能更易于受到来自富裕国家或社区的申办方和研究人员的利用，并具有脆弱性。在这些地区开展的研究，其采用的伦理标准，应和在资源富足地区开展的研究同样严格。为了确保资源贫乏地区参与健康相关研究的人群获得平等的利益，本准则要求研究必须具有当地社会价值。资源贫乏地区不应狭义地理解为资源贫乏国家，在中高收入国家，也有可能存在这样的地区。再者，环境会随时间而改变，并可能发展至不再被认为是资源贫乏地区。

对健康需求的响应或优先考虑事项：如能够证明，研究所提供的有关最佳方法的新知识，反映了那个社区或地区的健康问题，则该研究就响应了当地的需求。当某个社区或者决策者判定，对某特定健康需求的研究已构成了公共卫生的优先性时,那么,此类研究也就对该社区或人群提供了社会价值,并因此响应了当地的健康需求。研究是否响应了健康需求,取决于研究产出的信息是否与社区相关。例如,在下述情形中,"响应需求"是否被实现就要打一个问号。假如某个新干预措施的研究计划在某社区开展,但是,已明确有效的、某个疾病的干预措施在该社区却无法获得,而且新的干预措施也具有难以在该社区落实的特点。在这种情况下,研究者和申办方必须考虑,是否能将研究设计得与当地的健康需求有更紧密的联系。此外,若考虑将从研究中获取的知识主要使其他人群而非研究参与者受益,那么也违背了"响应需求"的原则。在此情形下,会引发关于研究公正性的质疑。公正原则要求研究的受益和负担公平分配(见"准则 3:在选择个体和群体参与者中受益和负担的公平分配")。

有些研究的目的是产出与资源贫乏地区人们健康需求相关的信息,但它们并没有在预设受益的研究人群中实施。作为本准则各项规定之外的一个特例,此类研究可以得到辩护,因为试图获取与资源贫乏地区人群相关的重要健康需求信息,体现了对这一人群的支持。例如,2014 年埃博拉病毒暴发期间,对埃博拉疫苗的Ⅰ期研究,就是在资源贫乏却未暴发该病毒的地区开展的。

责任与计划:当研究对人群或社区有重要的、潜在的个体受益时,研究者、申办方、政府和公民团体有责任共同努力,使干预措施或研发的产品能够为该人群所获得。基于此,利益相关方之间的协商,必须有来自相应社区或国家的代表参加,包括政府、卫生部、地方卫生主管部门、相关的科学和伦理团体、来自研究参与者社区的代表、专利持有者(如其为非申办方)、非政府组织(如倡导卫生促进组织)等。协商必须考虑医疗卫生基础设施的问题,以保障干预措施或所研发产品的安全和妥善使用。若这些信息非私人所有,如有必要,还须考虑授权分配的可能性和条件,考虑涉及报酬、版税、补贴、技术和知识产权以及分配费用的决定。为了确保成功研发的产品能够得到合理的分配和使用,还要求与国际组织、捐赠者政府及双方代理、民间组织和私营部门密切合作。在研究项目开始之初,须先确保地方医疗卫生基础设施具备提供干预的能力,以便在研究完成后顺利推进研究成果的转化。

社区和人群对试验后成果的可获得性:即便研究响应了项目所在社区或人群关注的健康问题,并具有了社会价值,但是,如果该社区或人群无法获得研究产生的相关知识和干预措施,或者研发的产品定价不合理,那么,他们仍无法从研究成果中获益。对于在资源贫乏地区开展的研究，因政府缺乏使研究成果广泛获得的途径或基础设施，因此，试验后成果获得的计划尤为重要。

研究的药物在研究结束之前，不太可能使所有的社区或人群获得，它可能会供应不足，并且大多数情况下，要等到获得药监部门的批准才会进一步推广使用。不过，其他无须药监部门批准的研究成果应尽快投入使用。例证之一便是艾滋病高发国家男性包皮环切术的推广。研究表明，男性包皮环切术具有良好的艾滋病预防效果。有鉴于此，一些国家引进并推广了该手术。

当研究结果是科学知识而非商业化产品时，则可能不需要利益相关方之间进行复杂的计划或协商。但是，必须确保所获取的科学知识以符合人群利益的方式进行分配和使用。为了实现这个目标，须与当地社区就科学知识传播的形式达成一致。这样的研究可能是，为什么神经管缺陷疾病在某个特定人群多发；还可能是，如何促进或保持健康的研究，此类研究产出的知识是教育人们哪些食物该吃或不该吃。

有关让人群和社区获得试验后成果的要求，不能理解为，它是排斥旨在评估创新性治疗概念的研究。例如，某项研究针对仅发生在资源贫乏地区的疾病，它的目的是获得一种或一个系列药品对其有疗效的初步证据，而该研究在较发达社区难以很好地开展。这种初步研究即便处于研究初始结束未有具体产品可供研究所在国或社区的人群使用阶段，也可以是符合伦理的。如果发现这种治疗观念有效，那么，后续的研究将形成产品，并在研究完成时予以推广，从而使研究开展的人群或地区受益。

人群或社区的额外受益：除了参与研究获得的相关受益之外，社区或人群，尤其是资源贫乏地区的社区或人群，还可能获得其他受益。这种受益包括改善医疗卫生基础设施，培训实验室人员，增强公众对研究性质的了解，以及某一具体研究带来的受益。能力建设（capacity building）应该是任何在资源贫乏地区开展的研究的一部分，而其他方面的受益则视研究开展的情况和环境而定。上述额外受益，须在与社区或当地人群协商后确定。额外受益也可包括研究或研究团队对所在国家或社区的整体科学环境做出的贡献。

社区的参与：从研究计划的启动开始，即须确保社区全面参与项目的每一个阶段，包括参与讨论研究与社区的关联、研究的风险和潜在的个体受益，讨论如何分配研究成果和可能的经济受益。这种协商应依据公开、合作的程序进行,吸纳包括社区顾问委员会成员、社区代表、来自潜在研究参与人群的成员等。研究伦理委员会应要求社区成员公开利益冲突(见"准则25：利益冲突")。社区的积极参与,有助于确保研究符合伦理和科学规范,有助于研究的顺利完成。同时,它也有助于研究团队理解和领会研究背景,推进研究的开展,有助于社区人群更好地了解研究过程,使研究成员得以提出问题或表达关切,也有助于在社区和研究者之间构建信任(见"准则 7：社区的参与")。

准则 3：

在选择个体和群体参与者中受益和负担的公平分配

申办方、研究者、政府机构、研究伦理委员会和其他利益方，须确保研究中受益和负担的公平分配。参加研究的群体、社区和个体参与者，须因科学的理由而非因为他们处于弱势的社会经济地位或因为他们易于被操控而获得招募。由于根据类别划分而把某些人群排除在研究之外，会导致或加剧医疗的不平等（扩大健康差异），因此，如果要把需要特殊保护的群体排除在外，就必须有合理的依据。从研究产生的知识中不太可能获益的人群，不应在所参与的研究中承担不相称的风险和负担。医学研究中代表性不足的人群，应该被给予合适的机会参与其中。

评注

一般考虑：根据研究人群选择的受益和负担公平分配原则，研究的受益应公平分配；所有群体或阶层的人员所承担的风险或负担，不应超出其参与研究所应承受的范围。当研究的受益或负担不公平地被分配给个体或群体时，不公平分配的标准应得到科学和伦理的辩护，而不是随意或循惯例地选择。当某个研究清晰地影响到参与研究的人群时，可认为出现了受益的不公平分配。一般而言，公平分配原则要求参与者来自研究结果应用地区的合格人群（见"准则 2：在资源贫乏地区开展的研究"）。除非有合理的伦理或科学依据，否则纳入和排除的标准不应基于潜在的歧视性考量，如人种、种族、经济地位、年龄、性别等。例如，在因特定人群代表性不足而导致或扩大健康差异的情况下，公平原则即要求尽量在研究中吸纳这类人群（见"准则 17：涉及儿童和青少年的研究""准则 18：妇女作为研究参与者""准则 19：孕妇和哺乳期妇女作为研究参与者"）。

研究受益的公平分配：研究受益的公平分配要求研究不能偏向特定阶

层人群的健康需求，而应致力于响应不同阶层或群体的多种健康需求。在过去，脆弱人群被排除在研究之外，这被视为保护此类人群（如儿童、育龄妇女、孕妇）最为便利的方式。其结果是，这类人群的疾病诊断、预防和治疗信息十分有限。这就导致了严重的不公平。鉴于有关疾病的信息被看作对社会有益，所以，有意不让特定人群受益即是不公平。现在，人们已充分认识到，应鼓励以前被排除在外的群体，参与基础的或应用的生物医学研究，这是解决不平等问题的应有之义。

研究负担的公平分配：涉及人类参与者的研究，一般需要将某些个体或人群暴露在风险和负担之下，以产生保护和促进人类健康所需要的知识（见"准则1：科学价值、社会价值以及尊重权利"）。研究负担的公平分配原则要求，对那些已经处于弱势或被边缘化的个体、社区或人群，应予以特别关照，不应被过度地纳入研究。不合比例地选择弱势的人群，或因研究方便而选择特定的人群，在道德上是存疑的，理由如下：①因为有意选择贫困的或边缘化的个体或者群体参加研究，会导致这些本因社会或经济的不利地位而承受风险和负担的人群，因参与研究而进一步增加风险和负担，这是不公平的。②这些个人和群体也最有可能被排除在研究受益之外或难以获得研究利益。③广泛纳入不同社会群体，有助于确保研究以社会和伦理可接受的形式开展；当研究关注的是弱势或边缘化群体时，可能更容易将参与者暴露在不合理的风险或有损尊严的治疗之下。④从弱势人群那里获得的研究结果，可能无法恰当地应用到普通人群。

在过去，某些群体曾被过度用作研究参与者。有时，这是因为这些人群容易招募。例如，以前在美国，囚犯被认为是Ⅰ期药物临床试验的理想人群。其他因易于招募而可能被过度利用的人群，包括研究者的学生、医院的住院患者，以及等级制组织的下级人员。此外，贫困群体也常被过度利用，因为他们愿意充当参与者以换取少量的津贴或医疗服务，或因为实施研究的医院恰位于社会、经济地位低下人群居住的地区。

不合理地过度充当研究参与者的情形，不仅可发生在社会的某些人群，也可能在整个社区或社会层面发生。当这些人群或社区一方面承受了参与研究的负担，同时却鲜有可能从研究成果（产出的新知识和产品）中受益时，这种过度利用则更有问题。

准则4：

研究中潜在的个体受益和风险

为了使健康研究中施加给参与者的风险得到辩护,研究必须具有社会价值和科学价值。在招募潜在参与者加入研究之前,研究者、申办方和研究伦理委员会必须确保参与者的风险最小化,并确保潜在参与者的预期受益和研究的社会价值及科学价值成恰当的比例。

研究中潜在的个体受益和风险评估必须经过以下两个步骤。

第一步,必须评估每个研究干预措施或程序所具有的潜在个体受益和风险。

▶ 对于那些能为参与者带来潜在受益的研究干预措施或程序,如若风险可以最小化,对参与者的潜在预期受益大于风险,并且已有证据表明,依可预见的风险和受益比,此干预措施与现有的、明确有效的方法相比,至少将同样有益,那么,在这种情况下,风险是可以接受的。因此,通常的原则是,实验中对照组的成员必须接受已明确有效的干预措施。而可以用安慰剂的条件参见"准则5：临床试验中对照组的选择"。

▶ 对于无法为参与者带来潜在个体受益的干预措施或程序,则必须把风险控制到最低,并且风险与所获得知识的社会价值和科学价值相当(可普遍化的知识为社会带来的预期受益)。

▶ 通常,在获得研究参与者的知情同意不可能或不可行的情况下,研究干预或程序若无法提供潜在的个体受益,则须确保不大于最小风险。然而,如研究无法通过其他人群或以风险较小、负担较低的方式获得必要的数据,并且该研究的社会价值和科学价值巨大,那么,研究伦理委员可以允许研究略高于最小风险(见"准则16：涉及无能力给予知情同意的成人的研究""准则17：涉及儿童和青少年的研究")。

第二步,必须对整个研究的总体风险和潜在个体受益进行评估,并使之处于恰当的水平。

▷ 须根据研究中参与者潜在的个体受益和研究的科学社会价值,充分考虑研究中所有干预或程序所带来的总体风险,并使之处于恰当的水平。

▷ 研究者、申办方和研究伦理委员会也必须考虑研究带给群体或人群的风险。例如,制定使这些风险最小化的策略。

▷ 对研究中潜在个体受益和风险的评估,必须咨询研究相关的社区(见"准则 7：社区的参与")。

评注

一般考虑：健康研究的参与者经常面临各种干预程序,其中许多具有风险。在本准则中,"干预"指的是研究目的,如新的或已确立的治疗方法、诊断试验、预防措施,以及其他可能用于改变健康相关行为的方法(如经济激励)。"程序"一词指的是研究活动为研究目的提供相关信息,如新疗法的安全性和有效性。程序包括调查和采访、临床检验、监测(如心电图)、抽血、活体组织检查、影像以及用于开展研究的方法(如随机抽样)。

许多研究干预措施和实验程序给参与者带来了风险。对风险的考虑通常从两方面评估：①参与者将经历身体、心理、社会或其他伤害的可能性；②伤害的程度或重要性。对风险作这样的理解,意味着不适、不方便或负担这些伤害程度很低的风险几乎确定会发生。使参与者暴露于风险之下的伦理学辩护在于研究的科学价值和社会价值,也就是说,研究具有产生用于保护和促进人类健康所必需的知识和方法的前景(见"准则 1：科学价值、社会价值以及尊重权利")。然而,有些研究即使具有很大的社会价值和科学价值,或者同时具备知情同意能力的成人自愿同意参与研究,其风险也得不到支持。例如,若某个研究涉及故意让健康的参与者感染炭疽或埃博拉病毒(两者因缺乏有效的治疗手段且具有高病死率风险),即使该研究能研发出对抗这两种疾病的有效疫苗,也是不可接受的。因此,研究者、申办方和研究伦理委员会必须确保研究的风险,相较于其社会价值和科学价值是合理的,研究带给参与者的风险不会突破上限。

究竟怎样才算构成合理的风险受益比,对此并不能以数学公式或运算法来表示。事实上,它是基于谨慎评估、合理平衡研究风险与潜在受益之后做出的一种判断。本准则中所列举的步骤意在保护研究参与者的权利和福利。

评估拟开展研究的潜在个体受益和风险，须咨询将参与研究的社区的意见（见"准则 7：社区的参与"）。这是因为社区的价值观和偏好，与确定受益和可接受风险有关联。同时，对风险和潜在受益的评估还要求充分了解研究开展的环境。这一点可通过咨询社区的意见获得。此外，研究的风险受益比也会随着研究进程而变化。因此，研究者、申办方和研究伦理委员会应定期对研究的风险和潜在的个人受益重新评估。

对具体研究干预措施和程序的评估：要评估某个研究的风险和潜在受益，研究者、申办方和研究伦理委员会，须先评估每一个单独的研究干预措施和程序的风险和潜在受益，然后再对研究整体的风险和潜在受益做出总体判断。采取这一系列步骤非常重要，因为就研究的整体风险和受益做出总体判断可能并不精确，有可能会遗漏由单个干预措施引起的问题。例如，某一研究涉及的研究程序，可能不会造成重大风险，但这研究程序也没能产出重要的信息。整体的风险-受益评估有可能遗漏这一问题。相反，对每一个单独的研究干预措施和程序的仔细核查，将排除重复的程序，从而使风险最小化。

潜在个体受益：研究对个体有诸多的益处，它所产生的知识可以保护和促进未来患者的健康（即研究的社会价值和科学价值；见"准则 1：科学价值、社会价值以及尊重权利"）。如果以往的研究已经提供足够的证据，表明某个研究的干预措施，其潜在临床受益已超过风险，那么，该研究干预措施就具有了临床受益的前景。例如，许多 III 期临床试验药物，就具有潜在个体受益前景。研究者、申办方和研究伦理委员会必须使研究的潜在个体受益在未来的患者和研究参与者身上获得最大化。例如，通过使数据或组织样本用于未来的研究，即可带来科学价值和社会价值的最大化（见"准则 24：对健康相关研究应负的公共责任"）。对参与者的潜在临床受益可以通过目标人群而最大化，他们最有可能从研究干预中受益。在对潜在个体受益采取最大化的措施时，需要仔细考量和平衡各方面的因素。例如，将数据或样本用于未来的研究，可能会给参与者带来风险，尤其在隐私保护措施不到位的情况下更是如此。

研究参与者的风险：为了评估某一特定研究的风险可接受度，研究者、申办方和研究伦理委员会须首先确保研究提出了具有社会价值的问题，并且采取了可靠的科学方法解决这一问题。然后，他们还须确保研究中的每个干预措施和程序给参与者带来的风险已最小化，且缓解风险的步骤齐备。这表明，要确保有妥善处理和减少风险的计划和程序，例如：

- 跟踪研究进展并制定应对不良事件的机制。
- 设立数据安全与监督委员会（DSMC），评估和审核研究过程中有害的和有益的数据。
- 制定明确的终止研究标准。
- 采取保护个人敏感数据的保密措施。
- 在可能的情况下，要求豁免对研究参与者非法活动的信息报告（例如，在法律禁止卖淫的国家开展性工作）。
- 避免不必要的程序（例如，在符合科学规范的前提下，利用已有的血液样本开展实验室检测，而不是采取新鲜血液）。
- 把那些因干预措施或程序而显著增加风险的参与者排除在研究之外。

采取风险最小化的措施时，应同时仔细平衡其他方面的因素，如研究的科学价值和社会价值，以及参与者的公平选择等。例如，在先期有重要发现而决定终止研究时，须同时收集足够的数据，证明现有干预措施已足以指导临床实践的开展。

其次，研究者、申办方和研究伦理委员会必须确保，在把各干预措施和操作程序的风险控制到最小化的同时，其对于个体参与者的潜在受益和研究的社会价值、科学价值也得到相应的保障。对于潜在个体受益具有前景的干预措施，如果对于参与者来说，风险小于潜在的个体受益，且其风险受益比与任何已建立的干预措施相比较不处于劣势，那么，它的风险是可以接受的。对于临床试验对照组的参与者，必须提供已明确有效的干预措施；对这条原则的例外会在"准则 5：临床试验对照组的选择"中提出和讨论。

评判研究干预措施的风险-受益比，以及如何与其他已明确方法的风险-受益比进行比较，均须基于有效的证据。因此，研究者和申办方有义务在研究方案和其他提交至研究伦理委员会的文件中，提供全面有效的证据综述，以便用于评估研究的风险和潜在个体受益。在临床试验研究方案中，研究者和申办方必须清楚描述临床前研究结果，如有必要，还须清楚描述涉及人的干预措施的早期或探索性试验的结果。他们还须在提交给委员会的材料中，注明现有数据所有的局限性，以及对可预见风险和潜在个体受益方面所有的不同意见，包括可能影响到这些意见的潜在利益冲突。研究者应对现有证据具有可信度提供解释，以支持他们对研究药物所具有的合理风险-受益比的判断，并且能够说明这样的风险-受益比至少与其他已确定的方法同样有益。不过，需要指出的是，有时在开展大规模临床研究之前，难以预知研究干预措施的风险和潜在个体受益。这意味着申办方、研究者和研究伦理委员会可能需要在相当不确定的情况下，对干预措施的风险-受益比做出评判。

最后，研究者、申办方和研究伦理委员会必须确保研究中所有干预措施或操作程序的总体风险是可接受的。例如，某个研究可能涉及大量的干预措施或操作程序，其单个行为所产生的风险有限，但是，累积起来可能达到高风险的程度，从而背离了研究的科学价值和社会价值，因此就不可接受。为了防止这种可能发生，研究者、申办方和研究伦理委员会必须对特定研究的风险与潜在个体受益进行全面的评估。

最小风险的标准：最小风险的标准，通常对预期伤害与日常生活中遭遇伤害的可能性和严重程度，或者与在常规生理或心理检测中所受伤害的可能性和严重程度作比较后进行界定。做这样比较的目的在于，通过类推其他生活领域活动的风险，来确定研究风险的可接受程度：如果某一活动的风险对当前人群是可接受的，并且该活动与参加研究的活动相类似，那么，研究环境下同等程度的风险应被认为是可接受的。这类比较通常表明，当严重伤害的风险不太可能发生，且与常见不良事件相关的潜在伤害较小时，研究的风险即是最小化的。

然而，风险比较的难点在于，不同人群在日常生活中遇到的风险以及在常规生理或心理检查时的表现之间差异巨大。对于风险的不同理解，源于人们在健康、财富、社会地位或健康的社会决定因素等方面的不均等。因此，研究伦理委员会在进行此类比较时须慎重，要避免因此而导致研究参与者或部分参与群体被暴露在更大的研究风险之中，他们或因为贫穷，或因为身属社会弱势地位群体，或因为环境，使其已在日常生活中面临较大的风险（如道路安全性差）。同时，研究伦理委员会也要保持警觉，不让正在定期接受风险性治疗或诊断的患者（如癌症患者）遭受更大的研究风险。研究风险必须与一般健康的正常个体日常所经历的或常规检查中的风险进行比较。此外，风险的比较，不能与本身会产生不可接受风险的活动进行比较，也不能与某些人为了自己满足和受益而选择参加的活动相比较（例如，有些体育活动之所以非常刺激，恰在于其超高的伤害风险）。如果研究的风险被判定处于最小化，那么，除了针对所有研究相关人员的常规保护以外，不会要求采取其他特别的保护措施。

超过最小风险值的少许风险：鉴于尚未有超过最小风险值的少许风险的准确定义，必须确保风险的增加量仅高出最小风险水平的一小部分，并且是理性的人可接受的。对于超过最小风险值的少许风险的评判，必须在关注具体背景的情况下做出。因此，研究伦理委员会需要根据所评审项目的具体情况来界定何为超过最小风险值的少许风险。

群体的风险：为了实现研究的社会价值和科学价值，研究结果应该公开（见"准则 24：对健康相关研究应负的公共责任"）。然而，某些领域的研究结果（如流行病学、遗传学和社会学）可能给有关社区、社会、家庭或特定种族与民族的利益带来风险。例如，研究结果表明（无论是正确还是错误），某个群体在酗酒、患精神疾病或性传播疾病方面的比例要高出平均水平，或其属于某些遗传疾病的易感人群。这样的研究结果会使某个群体被污名化，或使其成员遭受歧视。如果计划开展此类研究，应当对这些问题有周全的考虑，应采取措施把风险降到最低，尤其应注意在研究期间或研究结束后对隐私的保护，在研究数据发表时也应充分尊重相关各方的利益。

同样，开展研究活动可能会中断或妨碍提供给当地社区的医疗服务，从而给社区带来风险。作为研究项目风险和潜在受益评估的一部分，研究伦理委员会必须确保所有可能受到影响的利益相关方均获得了应有的关注。例如，研究者和申办方可以通过为当地的医疗卫生基础设施做贡献，来弥补研究所造成的不利影响。

在评估研究带给某个人群的风险和潜在受益时，研究伦理委员会还应该考虑终止研究或未能发表研究结果可能带来的潜在伤害。

研究者的风险：除了参与者，研究者自身也会面临研究活动带来的风险。例如，涉及辐射的研究会使研究者暴露在风险之中，有关传染病的研究也会使处理样本的实验员面临风险。申办方应该仔细评估，并最小化研究者所面临的风险；要向研究者和其他研究人员详细说明和解释从事研究所面临的风险；应当对研究人员因研究而发生的损伤提供恰当的补偿。

准则 5：

临床试验中对照组的选择

作为一般原则，研究伦理委员会必须确保，在诊断、治疗或预防性干预措施的试验中，对照组的研究参与者接受已明确有效的干预措施。

当在现有研究条件下，没有已明确有效的干预措施，或者把安慰剂添加到已明确有效干预措施上时，安慰剂可以作为对照物使用。

如果存在已明确有效的干预措施，仍然使用安慰剂作为对照物，而不提供有效干预措施给参与者，则必须满足以下条件：

▶ 使用安慰剂对照要有令人信服的科学理由。

▶ 延期或不使用已明确有效的干预措施，仅仅给参与者带来超过最小风险值的少许风险，并且风险已被最小化，其中包括有效的缓解措施已落实。

其他研究干预措施和操作程序的风险和受益，应根据"准则 4：研究中潜在的个体受益和风险"所提出的标准进行评估。

评注

临床对照试验的一般考虑：从方法学上看，为了检测研究的干预措施具有的相对优点，使用临床对照试验是必要的。为了从对照试验中获取有效的结果，研究者须对分配在试验组中的参与者所施加的实验性干预措施，与对同一人群的参与者所实施的对照性干预措施进行结果比较。对照性试验通常采用随机的方法对参与者分组。以随机分配治疗方式形成的小组，一般具有下列有利之处：平衡可能影响研究结果的因素，消除研究者在参与者分配上的偏倚，有助于确保研究结果反映出所实施干预措施的影响，而非其他无关因素的影响。

临床试验中安慰剂的对照使用，可能会在获得可靠科学结论的要求与保护研究参与者健康福利的义务之间产生冲突。通常情况下,研究必须被设计成能产出精确的科学信息,且不会延迟或不使用已明确有效的干预措施。当不给予此种干预措施在方法论上是必要的,且带给参与者的风险不大于最小风险值的少许风险时,研究者和申办方可偏离这一原则。

虽然常规的临床随机对照试验被认为是"金标准",不过,其他的一些研究设计,如反应的适应性试验设计(response-adaptive trial design)、观察性研究或历史比较研究,也能产生有效的研究结果。研究者和申办方必须谨慎考虑研究问题是否可通过其他替代的设计获得答案,以及与常规的随机对照试验相比,其他可替代设计的风险-受益比是否更加有利。

已明确有效的干预措施:在该研究现存的条件下,只要所选的干预措施是医学专业标准的一部分,就可确定该干预措施是有效的。这个专业标准包括但不限于针对某特定情形的或已证实的最佳治疗、诊断或预防的干预措施。此外,专业标准还包括那些与可获得的替代方法相比可能并非最佳的,但业界认为是合理选择的干预措施(如在治疗指南中得到证实的措施)。

不过,明确有效的干预措施可能还需要进一步测试,尤其是当它们的优点在医学专业人士和其他业界人士中未获一致认同之时。在此情形下,特别是在某个干预措施或操作程序的有效性未经严格的临床试验确定的情况下,进行临床试验就十分必要。此外,当某个治疗方法的风险-受益比并不明确有利时,试验也可能是有用的,患者可能有理由放弃常规的治疗方法(如儿童中耳炎的抗生素治疗或者膝关节内窥镜手术)。当有几种可供选择的治疗措施,却无法明确哪一种治疗措施对哪个人群最有效时,相对有效性研究可能有助于进一步确定何种干预措施或方法对特定群体更加有效。其中就包括在符合本条准则条件的情况下,用安慰剂对照来测试已明确有效的干预措施。

有些人认为,研究者不使用或撤回已明确有效的干预措施,是绝对不可接受的。还有一些人则认为,这或许可以接受,条件是,若不使用已明确有效的干预措施,所带来的风险是可接受的,同时,不使用已明确有效的干预措施是为了确保研究结果的有效性。在这些情况下,一个被认为是效果稍逊的干预措施、安慰剂或者没有干预措施,可以替代已确定的干预措施。本准则对此持折中态度。本准则倾向性的选择是,测试新的可能性干预措施,要用已明确有效的干预措施作对照。若研究者提出的研究方案与此选择有异,则须在方法论上提供令人信服的、正当的理由和依据,以证明不使用或延期使用已明确有效的干预措施,其风险不超过最小风险值的少许风险。

这些关于安慰剂使用的指导原则，同样适用于未接受治疗的对照组，或适用于接受的治疗效果逊色于已明确有效的治疗的对照组。申办方、研究者和研究伦理委员会应该评估不提供治疗（包括不提供安慰剂），或提供效果稍逊的治疗方法的风险，并遵守本准则中安慰剂的使用标准。总之，当存在已明确有效的干预措施，而它有可能不被使用，或被其他效果稍逊的干预措施所替代时，必须具备以下条件：①存在令人信服的科学理由；②不使用已确定的干预措施，或者用一个效果稍逊的干预措施替代它，所导致的风险将不大于最小风险值的少许风险；③带给参与者的风险要最小化。

安慰剂：提供研究参与者以无效的东西或模拟的操作程序，其目的是使他们和研究者都不知道哪些人接受了阳性的或非阳性的干预措施。安慰剂干预是用于隔离研究药物或干预措施临床效果的一种方法学工具。除了研究组接受有效药物而对照组没有接受之外，它可使研究者能够以完全同样的方式对待研究组和对照组中的参与者。安慰剂的干预本身风险很低或者不存在风险（如摄入无效的物质）。

在有些领域（如外科手术和麻醉）测试干预措施的有效性，可能要求使用模拟的干预措施。例如，手术试验中阳性干预组的参与者，可能会在他们的膝盖上做一个膝关节镜手术，而对照组中的参与者，可能只在皮肤上做一个很小的切口。在另一类情形中，两组可能都要接受一个侵入性的操作方法，比如在人体的动脉里放入导管，这个导管将延伸到阳性干预组中参与者的心脏，但不会延伸到对照组中参与者的心脏。使用模拟操作方法的风险可能相当高（如普通麻醉下的手术切口），研究伦理委员会对此必须谨慎考虑。

安慰剂对照：在没有已明确有效的干预措施时，使用安慰剂通常是没有争议的。作为一般规则，如果在相应的研究条件下已存在明确有效的干预措施时，则研究参与者必须能够在试验中获得此干预措施。但是，在所有参与者接受已明确有效的干预措施，然后再被随机分配并接受研究干预或安慰剂的情况下，并不排除新的、可能的干预措施与安慰剂的对照。这种附加设计在肿瘤学上是很常见的，肿瘤学中所有参与者都接受了已明确有效的干预措施，然后再进行安慰剂或者研究干预措施的随机化。

此外，当已明确有效的干预措施与所研究的药物相比，是否更有优势存在着不确定性（亦被称为临床均势）时，可以允许把研究药物的效果与已明确有效的干预措施进行直接对比。在这类情况下，如果研究设计可以确保参与者不会丧失相应医疗或预防的机会，那么，就可以认为，这么做也是响应了他们的健康需求,保障了他们的福利。

最后,当某个已明确有效的干预措施在某个地区的安全性和有效性不得而知时,安慰剂的使用通常是没有争议的。例如,病毒常常有不同的菌株,它们在不同的地区呈现不同的类型。某个已被认可的疫苗可能在抵抗某个特定的菌株时是安全、有效的,但它在应对不同地区的不同菌株时,效果却无法确定。在这种情况下,使用安慰剂对照是可以接受的,因为在这个地区使用已被认可有效的疫苗尚具有不确定性。

令人信服的科学理由:如果某个试验不采用安慰剂对照(有时也被称为检测灵敏度),就无法区分有效和无效的干预,那么,使用安慰剂对照就具有令人信服的科学理由。"具有令人信服的科学理由"的例证包含:①已明确有效的干预措施,其临床反应多变;②症状多变,且自发缓解率很高;③研究中的疾病对安慰剂有较大反应。在这些情况下,若没有安慰剂对照,将很难判定实验的干预措施是否有效,因为疾病有可能自行恢复(自发缓解),或观察到的临床反应可能是因为安慰剂效应。

在有些情况下,已明确有效的干预措施是可以提供的,但是其现有的数据是从不同于当地医疗实践(如不同的给药途径)的条件下获得的。在这种情况下,只要试验符合诸如"准则2:在资源贫乏地区开展的研究"和本条准则所要求的、是响应当地的健康需求的,那么,安慰剂对照试验就是评估干预措施的最佳方式。

如果研究者援引令人信服的科学理由来证明安慰剂使用的正当性,而研究伦理委员会的成员却不具备相应的专业知识来辨别在对照组中使用已明确有效的干预措施是否使研究结果无效,那么,研究伦理委员会应当寻求相关专家的建议。

参与者的风险最小化:即使按照本准则的某个条件安慰剂可以得到辩护,但这种对照物(安慰剂)可能的不良结果,还是必须遵循研究干预措施风险最小化的一般要求(准则4:研究中潜在的个体受益和风险)而使之最小化。以下情况适用于安慰剂对照试验。

(1) 在与研究的科学目的一致的情况下,研究者必须将使用安慰剂的周期缩到最短。安慰剂对照组的风险可能通过改用积极治疗而进一步降低。研究方案中应当确定一个基准来衡定哪些参与者应该给予积极治疗。

(2) 正如"准则4:研究中潜在的个体受益和风险"评注所述,试验期间研究者必须通过提供研究数据的安全性监测,以使安慰剂对照试验的不良结果最小化。

使接受安慰剂的风险最小化：如果严重伤害的风险不太可能发生，并且与常见不良反应相关的潜在风险也较小（如"准则 4：研究中潜在的个体受益和风险"所规定的那样），那么接受安慰剂的风险就可算作是最小的。例如，当研究的干预针对的是轻微的疾病，如健康人的普通感冒、脱发，或者对照组使用安慰剂只会影响他们微小的受益，那么，使用安慰剂对照的设计风险是最小的。在已明确有效的干预措施存在的情况下接受安慰剂的风险，必须与人们常见的、普通的、日常健康生活所遭遇的风险，或者与常规体格检查授受的风险进行比较。

超过最小风险值的少许风险：与"准则 4：研究中潜在的个体受益和风险"一致，超过最小风险值的少许风险标准，也同样适用于安慰剂对照试验。

资源贫乏地区因经济或后勤保障的原因，无法获得明确有效的干预措施，而使用安慰剂对照：在有些情况下，针对研究中的疾病，存在明确有效的干预措施，但是，由于经济或后勤保障的原因，可能使其无法在开展研究的地区实施或获得。在这种情况下，试验可以在这类国家既定经济和基础设施的基础上，寻求建立起可获得的干预措施。例如，治疗某种疾病的疗程更短或简化。这就包括，试验那种比已明确有效的干预措施效果稍逊的干预措施；即便如此，但这可能是此种情形下唯一可行的，或者成本/效益比合理的、有益的选择。对于这类试验设计，是否既具伦理的可接受性，又能阐明研究问题，还存在较大的争议。一些人认为，此研究应该以非劣效性设计（non-inferiority design）来开展，即研究中的干预措施必须与已明确有效的治疗方法相比较。另一些人认为，使用安慰剂的优效性设计是可以接受的。

在这些情况下，使用安慰剂对照存在伦理争议，它基于以下几个原因：

（1）研究者和申办方故意不给对照组中的参与者使用已明确有效的干预措施。不过，如果研究者和申办方所提供的干预措施是用于预防或治疗严重疾病时，那么，就很难理解他们为什么没有义务提供此类干预措施了。他们可以是把实验设计成等效性试验，以判断实验性干预是否和已明确有效的干预措施，同样或基本同样有益。

（2）有些人认为，如果在一些地区已经存在与可获得的干预措施相比较的标准，那么，就没有必要为了开发负担得起的干预措施而在资源贫乏地区开展临床试验。相反，他们认为，已明确有效的药物价格应该协商议定，应该寻求国际机构的资金投入。

正因为有这些争议，所以，对于计划开展安慰剂对照试验的东道国，研究伦理委员会必须：

（1）评估安慰剂使用所产生的研究结果是否反映了东道国的需求或优先权（见"准则 2：在资源贫乏地区开展的研究"），如果伦理委员会成员没有相关的专业知识，必须寻求其他专家的意见。

（2）确定是否做好了使参与者在研究后过渡到医疗保健的安排（见"准则 6：对参与者健康需求的关注"），包括试验后阳性结果使用的安排，并在相关国家的法规和卫生政策框架中得到体现。

比较疗效和标准治疗的试验：对于诸多疾病和症状来说，往往存在一种或多种已明确有效的治疗方法。同一种疾病，不同的医生和医院可能使用不同的治疗方法。然而，这些治疗方法哪些更优，通常无法知道。过去几年间，相对有效性比较研究和系统性评估越来越引起人们的注意。在相对有效性研究中，两种或多种被认为是"标准化治疗"（standards of care）的干预措施被直接比较。比较疗效研究可能有助于决定哪种标准治疗可产生更好的结果，或者风险更可接受。研究伦理委员会应该仔细辨别旨在推广产品的"市场研究"［有时也被称作"播种研究"（seeding trails）］和以科学与公众健康为基本目的比较疗效研究。研究伦理委员不应该批准前一种研究。

虽然比较疗效研究一般不会对患者推迟或者不使用已明确有效的干预施，但是，不同组的相关风险实质上差别很大。例如，手术治疗和药物治疗的风险就不一样。标准化治疗程序的风险没必要只是因为它已是标准操作程序，而被认定为达到风险最小化标准了。参与者的风险必须最小化，必须与潜在的个体受益前景或研究的社会价值进行恰当的平衡（见"准则 4：研究中潜在的个体受益和风险"）。

准则 6：

对参与者健康需求的关注

在临床试验的情形下,研究者和申办方尤其必须采取恰当的措施,为参与者在研究期间的健康需要提供保障;如有必要,还须确保在研究结束后使他们过渡到医疗保健。对参与者健康需求关注的义务受多方面因素的影响,其中包括参与者需要此类帮助的程度和范围,以及已明确有效的医疗服务在当地的可及性。

如果研究期间或研究结束后,当地的医疗服务的基础设施,或参与研究的参与者已有的健康保险,无法满足其健康需求,研究者和申办方须事先与当地卫生主管部门、参与者所在社区的成员或非政府组织(如健康促进团体)等,一起协调安排以保障参与者的需求。

为了保障参与者的健康需求,研究者和申办方至少应明确以下几点：

▶ 如何为参与者提供恰当的医疗服务。

▶ 当研究者发现与研究无关的疾病时,如何提供医疗服务(辅助治疗)。

▶ 在研究结束后,如何使仍需治疗或预防的参与者过渡到合适的医疗服务机构。

▶ 让参与者继续获得已证明有显著益处的研究干预。

▶ 会同其他利益相关方(如果有的话)协商并确定各自的责任,以便让参与者可继续获得已证明有显著益处的干预措施,如研究的药物等。

如果研究结束之后,已被证明有显著益处的干预措施是可获得的,且它可以通过当地医疗服务系统获取,或研究者、申办方和社区成员于研究试验前达成的可获得干预措施的周期已结束,则原先提供的临时性医疗保障措施即可终止。

研究期间和研究结束后,有关参与者健康需求的信息必须包含在知情同意过程中。

评注

　　一般考虑：要求研究人员或申办方发挥相当于国家医疗卫生系统的作用通常是不恰当的。不过，涉及人的研究常在招募和研究开展过程中有诸多沟通交流，从而使研究人员得以发现或诊断健康问题。同样，临床研究除了实验干预之外，也常涉及保健和预防。在某些情况下，参与者可能在其参与的研究结束之后，仍继续需要获得治疗或预防。这可能包括获得已证明有显著益处的研究干预措施。在上述情况下，研究人员和申办方必须对研究参与者的健康和福利予以关心。这一点是出于有利原则的要求。根据该原则，研究人员和申办方须尽其所能确保参与者的健康。这也符合互惠原则：研究参与者协助研究人员产出有价值的数据，与此同时，研究人员也应确保研究参与者获得维护他们健康的医疗或预防措施。需要强调的是，关注研究参与者健康需求的义务，不只限于在资源贫乏国家所开展的研究（见"准则2：在资源贫乏地区开展的研究"），而是对所有研究普遍的伦理要求。此外，即使在研究期间和研究后为参与者提供医疗保障，可能成为资源贫乏地区的人们报名参与研究的动机，但这也不应被视为不当的影响。

　　辅助医疗：一般来说，在确保所开展的研究安全且符合伦理要求的情况下，申办方没有义务额外为干预措施提供资金或另外提供医疗服务。不过，当潜在的参与者因不符合纳入标准而无法完成招募，或已入选的参与者被发现患有与研究无关的疾病时，研究者应建议他们就医或把他们介绍到合适的医疗机构寻求帮助。在有些情况下，研究人员可较为容易地处理此类情况，或将参与者转移到有治疗条件的医疗中心。但在另一些情况下，研究人员可能不具备相应的专业知识，从而无法有效地做出应对，或者当地卫生服务系统无法提供恰当的治疗。在这种情况下，如何提供辅助医疗是一个复杂的问题，研究伦理委员会、临床医生、研究人员、东道国政府和卫生主管部门的代表，需要对具体问题进行讨论并做出决定。因此，研究开始之前，对于那些在研究前患上或在研究期间患上的、与研究不相关病症的参与者，如何给他们提供医疗保障，应该事先达成相关协议。例如，须明确是否只提供为当地医疗体系可获得的医疗保障。

　　研究结束后过渡到医疗或预防的措施：由于治疗和预防的差异显著影响参与者的福利，因此，研究人员和申办方必须做出恰当的安排，使参与者在研究结束后过渡到医疗服务。最起码，研究人员须将那些需要持续医疗服务的参与者，在他们完成自己的研究任务后，帮他们联系合适的医疗机构，并把相关信息转达给医护人员。出于研究目的，研究人员可能会在一定时期内继续跟踪参与者的相关健康情况，然后，将对参与者的护理转交给合适的机构。提供参与者在研究结束后过渡到医疗服务的义务，适用于对照组和干预组的所有研究参与者。

有益干预的持续获得：使参与者在研究后过渡到医疗服务，是研究者和申办方的义务之一，他们必须继续让参与者获得在研究过程中已证明有显著益处的干预措施，或者让他们继续获得在研究过程中提供给所有人的标准疗法或预防措施。如有必要，研究者和申办方还应当在个人参与部分结束和整个研究结束的中间阶段，为参与者提供可获得的有益干预。在这种情况下，可以通过延长研究期限或运用"同情使用"的原则，使参与者获得有益的干预。这项义务的大小取决于几个因素。例如，如果停止干预将剥夺参与者的基本能力，如使其失去沟通能力或独立的行为能力，或显著降低其在研究期间所获得的生活质量，那么，这项义务就会更大，而不只是使用干预措施去减轻痛苦或缓解症状。同样，当参与者无法从当地的医疗服务体系中获得所需的医疗或预防措施时，则意味着义务也会更大。当没有可及的、与具有显著益处的干预相类似的其他临床效果的干预措施时，这也意味着义务可能更大。但是，如果符合条件的参与者人数非常多，义务也可能无法完全实现。继续获得有显著益处的干预措施，必须获得监管部门的批准，它应该与相关法规对预注册使用权限的要求相一致，而不应拖延获得监管部门批准的过程。

提供持续获得有益研究干预的机会可能会造成以下几个困境：

- ▶ 在盲法对照试验的情况下，可能需要一段时间揭盲，然后才能知道谁接受了哪种干预措施。研究者和申办方应该为这样的过渡期制订相应的措施，并告知参与者，在试验干预措施获得行政审批之前，他们是否会暂时获取现有的标准治疗。

- ▶ 研究伦理委员会可以讨论，研究者和申办方是否有义务在非劣效性试验（non-inferiority trail）中为参与者提供持续的实验干预措施。当试验的干预措施不低于治疗标准时，研究者和申办方没有义务向参与者提供试验的干预措施。

如本准则所述，当已被证明显著有益的干预措施可通过地方医疗服务系统获取时，申办方和研究者可能没有义务继续提供该干预措施。此外，申办方、研究者和社区成员可以在试验开始前达成一致，约定仅在一定的时间段内提供已被证明显著有益的干预措施。

与利益相关方磋商：研究者和申办方有义务关注研究参与者的健康需求。不过，提供医疗服务可能涉及其他方面。例如，地方卫生主管部门、保险公司、参与者所在社区的相关成员，以及非政府组织（如健康促进团体）。研究者和申办方必须在研究方案中有明确为研究参与者提供持续医疗服务的措施，并说明提供持续医疗的其他相关方同意该计划。研究伦理委员会须确认有关持续医疗服务的安排是否充分。

至于如何履行过渡到医疗服务的义务，最好的办法是在研究开始之前由各利益相关方本着透明和共同参与的原则协商讨论决定（见"准则 7：社区的参与"）。在这个过程中，必须探索相关的方案和措施，规定特定情况下的核心义务。例如，试验后保健和治疗的水平、范围、持续时间，医疗服务的公平可及，服务提供的责任。有关保健和医疗服务的资金、交付和监督的协议必须记录在案。

告知参与者信息：必须在试验前告知参与者，如何安排研究后过渡到医疗服务，以及在多大程度上他们可获得试验后的有益干预。参与者继续获得有益的干预，可以是在得到监管部门的批准之前，为此，必须充分告知他们接受未注册干预措施的风险。如果有辅助治疗措施，还应该告知参与者提供辅助治疗的程度，这些信息应该明确区分于研究干预和研究程序的信息。

社区对研究干预的获得：为社区提供有益的试验后干预措施的义务参见"准则 2：在资源贫乏地区开展的研究"。

准则 7：

社区的参与

研究者、申办方、卫生主管部门和相关机构，应使潜在参与者及其所在社区在真正意义上参与到研究之中，应使他们尽早和持续地参与研究的设计、推进和实施，并参与知情同意过程的设计、研究的监督，以及研究成果的发布。

评注

一般考虑：提倡让拟招募参与者的社区，积极而持续地参与研究，显示了对他们及其所拥有的传统和准则的尊重。社区的参与，对于成功进行研究很有意义。特别需要指出的是，社区的参与有助于确保拟开展研究与受影响社区之间的契合度，也有利于研究为社区所接受。此外，社区的积极参与，也有助于确保拟开展研究的伦理和社会价值的实现，并达到预期的研究结果。当研究涉及少数族裔或边缘化人群，包括那些患有容易被污名化的疾病（如 HIV）的群体时，为了解决潜在的歧视问题，社区的参与就显得尤为重要。

社区不但是特定地理概念的居住区域，而且将在那里开展研究。它包括与拟开展研究有利害关系的不同社会部门，以及拟招募研究参与者的所在群体。利益相关方是指能对研究或研究结果产生影响或受其影响的个人、团体、机构和政府部门等。社区参与的过程必须是完全合作的、透明的，这个过程涉及各个方面人员的广泛参与，有患者和消费者组织、社区领导和代表、相关非政府组织和权利团体、监管部门、政府机构和社区咨询委员会。同时，还应该在咨询协商过程中确保不同的意见能得以表达。例如，当社区领导人都是男性的情况下，研究人员同时应积极采纳妇女的意见。咨询过程中，听取先前参与过对照研究的参与者的意见也很重要。

提交给研究伦理委员会的研究方案或其他文件，应该包括对社区参与计划的描述，并确定拟分配给相关活动的资源。文件还须具体说明已经和将要开展研究的具体内容、时间和参与人员。研究中社区的概念必须得到明确界定，并确保其在研究中全程积极参与。只有这样，研究才能与社区相联系起来，并确保被社区所接受。如有可能，社区应参与研究方案和其他文件的实际讨论和准备。

研究者、申办方、卫生主管部门和相关机构应注意，社区参与不会导致社区成员有必须参加研究的压力或不当影响(见"准则 9：有能力给予知情同意的个人"的评注中"依赖关系"部分)。为了避免这种压力，研究人员必须始终要征求个人的知情同意。

研究者和研究伦理委员会应认识到，社区参与过程本身构成了研究的一个阶段，并因此需要伦理审查。需要伦理审查的社区参与包括在社区内收集的却可能在社区外的场所推广和传播的系统性数据，以及数据的生成可能给研究参与者带来的社会风险。

尽早参与：在研究启动之前，如有可能，应咨询拟招募参与者的社区，就其关心的研究优先权、首选的试验设计、在研究的准备和实施过程中具体参与的意愿等，进行共同协商。在研究的最初阶段，与社区建立紧密的关系，可促进研究的顺利进行，也有助于社区更好地了解研究的过程。在研究开始和进行过程中，都应鼓励社区成员提出其所关心的问题。若未能使社区参与到研究中，则可能会损害研究的社会价值，并影响参与者的招募和持续参与。

社区参与应该是一个持续的过程，在研究人员和社区成员之间，应建立一个交流平台。这一平台的建立，有助于挖掘健康教育的素材，规划开展研究所需的后勤保障，并提供社区的健康观、文化规范和习俗方面的信息。社区成员的积极参与，对研究人员和社区双方是一个相互学习的过程，它既能帮助研究人员了解社区文化和社区成员对研究的认识程度，又能帮助社区普及科学知识、了解对研究目的和整个研究过程至关重要的核心概念。高质量的社区参与有其优势，它有助于确保所有社区利益相关方的全面参与，从而使现有的社区运行机制和"权力不平等"现象不会阻挠这一过程。为此，应当务求积极、主动地征求社会各阶层的意见。同时，还应当在实施知情同意过程和签署同意文件时，邀请社区成员的协助，以确保研究对潜在参与者而言是易于理解和合适的。

信心和信任：与社区建立紧密的联系，是对研究的地方属性的强化，同时，也可使社区领导人增强信心，使他们觉得有能力就研究的各个方面进行协商讨论。例如，招募策略、对研究参与者健康需求的关注、试验地点的选择、数据收集与共享、辅助医疗，以及试验后研究人群和社区对干预措施的可获得性（见"准则 2：在资源贫乏地区开展的研究""准则 6：对参与者健康需求的关注"）。开放、积极的社区参与，对于建立和维护研究者、参与者和当地社区其他成员之间的信任至关重要。社区成功参与的一个范例是澳大利亚昆士兰的"消除登革热项目"。以往的登革热传病媒介控制的转基因研究，因其未有患者所在社区的充分参与，在国际上引起了争议。而昆士兰的这个成功案例，运用成熟的社会科学的方法去了解社区的关注点，并获得了他们对开展试验的支持。

角色和责任：在研究设计或开展的过程中，社区领导人和研究者产生的任何分歧，都必须共同协商解决。在这个过程中，须确保所有各方的声音都被听到，并且确保具有更大权力或权威的社区成员或社群不会施加压力。针对社区和研究人员之间发生不可调和分歧的情况，应该提前明确谁有最终决定权。不得允许社区坚持纳入或者省略某些程序，从而可能威胁到研究的科学性和有效性。与此同时，研究团队也必须对社区的文化规范具有敏感性，以便保持双方的合作伙伴关系，维护好双方的信任和良好的关系。在研究的最初阶段，与社区建立紧密的联系，其好处在于各方如有任何分歧，都能得到倾听，并且如果无法达成一致，则研究也可以早日终止（见"准则 8：研究及研究审查中的合作伙伴关系和能力建设"）。如果研究伦理委员会发现社区内部对拟开展研究的设计或实施存在严重分歧，则应要求研究人员在其他社区开展研究。

社区或团体的参与：在某些情况下，研究项目由社区或团体自己发起或开展。例如，患有罕见疾病的患者可能与在线平台联系，并决定集体改变治疗方案，同时也把临床效果记录下来。研究人员应该参与这类由患者主动发起的研究，这类研究能为其工作提供有价值的观点和有益的认识。

准则 8：

研究及其审查中的合作伙伴关系和能力建设

对于涉及人类参与者健康的相关研究,有关政府的主管部门有责任确保这类研究是经过合格的、独立的伦理委员会的伦理和科学审查,并且确保此类研究是由合格的研究团队开展。独立的伦理和科学审查,对于研究获得社区的信任至关重要(见"准则 23：建立研究伦理委员会及其审查规范的要求")。健康相关的研究通常要求国际协作,而一些社区却缺乏相应的能力去评估或确保在其辖区内拟开展的或已开展的健康相关研究是否具备科学价值和伦理上的可接受性。为此,计划在这些社区开展研究的研究者和申办方,应该为研究和审查的能力建设做出贡献。

能力建设可以包括,但不限于以下活动：

▷ 建设研究基础设施和加强科研能力。

▷ 强化研究所在社区的研究伦理审查和监督能力(见"准则 23：建立研究伦理委员会及其审查规范的要求")。

▷ 推动与医疗保健和健康相关研究有关的技术进步。

▷ 培训科研和医疗保健人员,并作出合理安排,避免医护人员被不当安置。

▷ 应当注意与研究参与者所在社区的密切合作(见"准则 7：社区的参与")。

▷ 在确保署名和数据共享达成一致的条件下,安排共同发表研究成果(见"准则 24：对健康相关研究应负的公共责任")。

▷ 就研究最终的经济所得如何分配,起草一份利益共享协议。

评注

一般考虑：对于涉及人类参与者健康的相关研究,有关政府的主管部门有责任确保这类研究是经过合格的、独立的伦理委员会的伦理和科学的审查，并确保此类研究由合格的研究团队开展（见"准则23：建立研究伦理委员会及其审查规范的要求"）。在研究能力不足或不发达的地区，申办方和研究者有义务为东道国的健康相关研究和伦理审查的持续发展做出贡献。在某个不具备研究能力或研究能力有限的社区开展研究之前，申办方和研究人员应制定计划，明确研究的开展将如何帮助当地的能力建设。当地所需要的能力建设的种类和数量，应该与研究项目的规模成正比。例如，如果某个研究仅是对病史档案回顾的小型流行病学研究，那么对它在能力建设方面的要求（如果有的话）就无须太高。反过来说，如果所开展的研究是一项大规模疫苗试验，预计要持续数年，那么，对申办方在能力建设上的要求就要高得多。总之，研究的开展不能破坏医疗保健系统的稳定，理想的状况应该是促进现有的医疗保健体系。

合作伙伴关系：生物医学干预的开发和实施，通常需要国际间的合作研究。合作方之间实际或可能存在的权力或专业知识方面的差异，应以确保决策和行动的公平性来解决。理想的合作关系是双方处于平等的地位，他们的共同目标是通过长期的南-南和南-北合作来提高当地可持续的研究能力。为防范权力的不平等，应该考虑创新的合作形式。例如，以下3个步骤可以促进包容、相互学习和社会正义，在合作开始之际，甚至在具体研究项目开始之前：①要确定当地的研究议程；②要确定国际健康研究的伙伴之间，他们的能力需求或优先评估事项；③要制定谅解备忘录。

合作伙伴关系也可以通过与社区建立紧密联系，并由此重点关注社区认为有价值的研究，从而确保研究具有社会价值（见"准则1：科学价值、社会价值以及尊重权利""准则7：社区的参与"）。

加强科研能力：具体的能力建设目标，应经由申办方、研究者和各利益相关方（如社区委员会和东道国主管部门）通过对话和协商来确定和落实。这些利益相关方应该同意通过共同努力来加强该国的研究能力建设，并把它作为该国医疗卫生体系建设的一部分；同时，应尽可能使新知识的产出具有可持续性。当地的项目负责人也应参与研究项目。

能力建设和利益冲突：能力建设可能会引起利益冲突。以下利益可能会有冲突：①申办者开展研究的愿望；②潜在参与者参加研究的愿望；③研究人员为患者获取最新药物、创新医学知识的愿望；④社区领导人为弥补当地研究经费的不足而引入资助的研究来建设基础设施的努力。研究伦理委员会应评估能力建设是否涉及上述利益冲突，并寻求减少这些利益冲突的途径(见"准则25：利益冲突")。

加强伦理审查：当研究者和申办方计划在没有研究伦理委员会，或伦理委员会缺乏足够培训的地区开展研究时，应该在研究启动之前，在力所能及的范围内帮助建立委员会，并提供研究伦理方面的相关培训。为了避免利益冲突，确保伦理审查委员会的独立性，研究者和申办方不得直接向伦理委员会提供资金支持，且资金支持绝不能与委员会对具体研究计划的审查决议挂钩(见"准则25：利益冲突")。相反，资金须专门用于研究伦理能力的建设。真正独立的科学和伦理审查，关乎所有人的利益。

研究人员的培训：申办方应聘用和培训个人(如有必要)，使其成为研究人员、研究助理、协调员或数据管理人员，并在必要时为他们的能力建设提供一定的资金和培训，以及其他方面能力建设的帮助。

合作出版和数据共享：合作研究最终应该形成共同署名，公开发表成果(见"准则24：健康相关研究中的公共责任")。研究者和申办方必须提供公平的机会，使发表成果的共同署名符合公认的署名要求。例如，符合国际医学期刊编委会的要求。

准则9：

有能力给予知情同意的个人

研究者有义务为潜在的研究参与者提供信息和机会，从而给予他们对是否参与研究以自由的选择和知情同意，除非研究伦理委员会已经批准免除或修改知情同意（见"准则10：修改和免除知情同意"）。知情同意应被视作一个过程，参与者有权随时退出研究而不会受到责罚。

研究者有以下义务：

▶ 只有在告知潜在参与者相关的研究信息，并确保他们已充分理解重要事实的基础上，才可寻求和获取同意。

▶ 避免针对相关信息的欺骗和隐瞒，避免不当的影响或胁迫（见"准则10：修改和免除知情同意"）。

▶ 确保潜在参与者有充足的时间和机会考虑是否参与研究。

▶ 通常来讲，要从每一位潜在参与者处获取已签名的知情同意书，以作为知情同意的证据。对这一规定的任何例外，研究者均须说明理由，并取得伦理审查委员会的批准。

如果研究条件或程序发生实质性变更，或由于获得的新信息可能影响参与者继续参与研究的意愿，那么，在得到伦理审查委员会批准后，研究者须更新每位参与者的知情同意书。在长期研究项目中，即使研究目的和设计并无变动，研究者也应在预先设定的间隔期中确保每位受试者愿意继续参与研究。

确保获取知情同意的所有人员遵从本准则，是项目负责人的责任。

评注

一般考虑：知情同意是一个过程。这个过程一开始就需要向潜在参与者提供相关信息，确保其已经充分了解重要事实，并且确保其在未受到胁迫、不当影响或欺骗的前提下,作出参与或拒绝参与研究的决定。

知情同意是基于这样的原则,即凡有能力给予知情同意的个人,皆有权利自由选择是否参与研究。知情同意保护个人的选择自由,尊重个人的自主权。

必须以潜在参与者可以理解的简明语言提供信息。获取知情同意的人员,须对研究有充分的了解,并能回答潜在参与者的任何问题。研究项目的负责人须及时对研究参与者提出的问题作答。在研究开始前或研究期间,应该为参与者提供提出问题并获得解答的机会。研究人员应该竭尽全力及时、全面地处理这些问题。

本条准则适用于有能力给予知情同意的个人。关于研究涉及无知情同意能力的个人、儿童和青少年的要求参见"准则16:涉及无能力给予知情同意的成人的研究"和"准则17:涉及儿童和青少年的研究"。

过程:知情同意是一个双向的交流过程,它始于与潜在参与者的初始接触,终于参与者提供同意并记录存档,不过,此后在研究实施过程中,知情同意还可以重新征询。每个人必须给予充足的时间做决定,这包括其与家人或其他人商议的时间。知情同意过程中必须提供充足的时间和资源保证。

信息手册和招募材料的语言:应该提供给所有潜在参与者人手一份的信息手册,并可让他们随身携带。对个体参与者的信息告知,不能仅仅流于形式,要向其诵读书面材料的内容。信息手册和其他招募材料的措辞须符合潜在参与者的理解能力,且得到研究伦理委员会的批准。手册的用词必须简洁明了,内容以不超过三页为宜。对信息进行口头介绍、使用适当的视听辅助工具(包括图片和表格)等,都有助于进一步理解书面信息。提供的信息既应该适合参与者团体,也应该适合特定的个人,如采用盲文的形式。知情同意不得包含任何可导致参与者放弃或可能放弃其合法权利的表述,也不得包含任何可使研究者、申办方、机构或其代理人减轻或可能减轻其过失责任的表述。

信息手册的内容:在本准则中,已具体说明了信息手册需包含的重要方面。附录2包含了必须提供的信息细节,以及可能的补充信息。这份列表包括但不限于以下有关的信息:研究目的、方法、资金来源、可能的利益冲突、研究人员的机构隶属关系、研究的预期受益和潜在风险,以及可能产生的不适、试验后医疗帮助的可及性,包括研究的其他相关方面。

理解:获取同意的人员必须确保潜在参与者充分理解所提供的信息。研究人员应以循证方法传达信息以确保理解。潜在参与者对信息的理解能力取决于多个方面，包括其个人的成熟度、受教育水平和价值观。他们的理解能力也取决于研究者的耐心细致、沟通能力与意愿，同时也与落实知情同意步骤的具体地点、场所和现场氛围有关。

同意文件：同意可以通过多种方式进行。参与者可以口头表达同意，也可签署同意书。一般情况下，参与者应签署知情同意书，如果个体缺乏决策能力，则须由其合法监护人，或其他正式授权的代表签署知情同意书（见"准则16：涉及无能力给予知情同意的成人的研究""准则17：涉及儿童和青少年的研究"）。在某些条件下，研究伦理委员会可以批准免除签署知情同意书（见"准则10：修改和免除知情同意"）。当签署知情同意书可能给参与者带来风险时，例如在涉及非法行为的研究中，免除签署知情同意书的申请也可能被批准。在某些情况下，特别是当信息复杂时，应给予参与者可以保留的信息资料表。这些表格与常规的表格可能完全类似，但不需要参与者签署。信息资料表的措辞须得到研究伦理委员会的批准。如果同意是口头获得的，研究人员还应向研究伦理委员会提供同意的书面文件，这份同意文件可由获取同意的人员证明，也可由获取同意时在场的证人予以证明。

更新知情同意：当研究的任何一方面发生实质性变化时，研究者必须再次寻求参与者的知情同意。例如，当研究者从研究本身或其他途径已经开始获得被测试产品的诸如风险/受益，或有其他替代品的新信息时，须马上让参与者获得此类信息。在大多数临床试验中，一般不会在研究结题之前向研究人员或参与者披露临床研究的阶段性结果。长期研究的项目必须确保每个参与者愿意继续参与研究。

个人的知情同意以及与研究人群接触：在有些情况下，研究人员要进入社区或机构开展研究，或接触潜在参与者获取个人同意，必须先征得有关机构的许可。例如，要获得诸如学校、监狱、社区领导人、长老会或其他指定机构的允许。这种制度性程序和文化习俗应当予以尊重。不过，无论如何，社区领导人或其他权力机构的许可都不能取代个人的知情同意。在某些人群中，使用当地语言可能有助于与潜在参与者进行信息交流，也便于研究者能够确保参与者真正理解研究的内容。在任何文化背景下，都有很多人对科学概念不熟悉，或无法真正理解，如安慰剂或随机化等。申办者和研究人员必须使用适合的方式来交流信息，以满足知情同意的要求。他们还必须在研究方案中描述和论证他们与参与者交流信息的计划。研究项目须包含必要的资源，来确保在不同的语言和文化环境下恰当地获得知情同意。

自愿性和不当影响：如果个人参与研究的决定没有受到不当的影响，则知情同意是自愿的。有多种因素会影响自愿做出同意。其中有些可能来自参与者的内部因素，如精神疾病；同样也有可能来自外部，如参与者与临床医生/研究人员之间的依赖关系。某些情形下，如严重疾病或贫困等，可能会威胁到自愿同意，但这并不一定意味着参与者无法在这些情况下给出自愿的知情同意。研究伦理委员会必须评估每个研究方案，衡量其中影响自愿同意的因素是否达到不当的程度，如果答案为是，则必须决定如何保障自愿同意。

依赖关系：依赖关系有不同的形式，如教师和学生之间，看守和囚犯之间。在临床研究中，依赖关系可能因医患之间先前存在的治疗关系引起，后来患者成为了潜在受试者，而此前给他诊治的医生则承担了研究者的角色。患者和临床医生/研究人员之间的依赖关系可能影响知情同意的自愿性，因为作为患者的潜在参与者需要依靠临床医生/研究人员接受治疗，他可能不会拒绝邀请而加入有医生参加的研究。因此，原则上，在存在依赖关系的情况下，应由中立的第三方，如研究护士或有资质的合作方，去寻求获得知情同意。不过，在有些依赖关系下，由临床医生为患者提供信息更为可取，因为他们最了解患者的状况。但是，为了尽量减少依赖关系的影响，必须采取一些保护措施。从事研究的临床医生，必须向患者确认并告知其作为医生和研究人员的双重角色，必须向患者强调其自愿参与以及拒绝或退出研究的权利，必须向患者保证，无论其是否决定参与，均不会影响他们之间的治疗关系，也不会影响患者应得的其他受益。在必须由临床医生向患者解释研究方案细节的情况下，研究伦理委员会必须考虑知情同意的签署是否需要中立的第三方在场。

风险：研究人员在讨论实验性干预的细节时，对研究可能引起的疼痛或不适、已知的风险和可能的危害，必须做到完全客观。在一些预防型的研究中，必须为潜在参与者提供咨询，以便其了解患某种疾病的风险，以及如何采取措施减少这样的风险。研究人员的这种客观性，对于某些传染病的预防性研究项目，如艾滋病研究，尤其必要。

由谁获取同意：知情同意必须由研究团队的成员去获取。在存在依赖关系的情况下，授权给研究护士或其他研究人员去获取同意是允许的，前提条件是该名成员具备相应的资质，且先前有过获取知情同意的经验。项目负责人有责任确保所有参加项目的人员遵循这一准则。

有关使用已记录的健康数据时知情同意方面的特殊考虑：对已记录的健康相关的数据进行研究，其获取知情同意的要求可能会被免除，前提条件见"准则 10：修改和免除知情同意"。当研究人员计划联系曾被他们记录下健康信息的参与者时,必须牢记,这些人可能不知道他们的数据被记录下来了,或者他们并不熟悉研究人员获取这些数据的过程(见"准则 12：健康相关研究数据的收集、储存和使用")。如果研究者希望联系健康信息记录中的人,并希望由此获得其他信息来开展新的研究,那么此类研究也需要知情同意。

准则 10：

修改和免除知情同意

研究者除非已获得伦理审查委员会的明确批准，否则再没有获得参与者个人或其法定授权代表的知情同意的情况下，不得启动涉及人的研究。在准许免除知情同意之前，研究者和伦理委员会应该先设法确定是否可以修改知情同意，以保证受试者能够了解研究的基本性质并决定是否参与研究。

出现下列情形时，伦理审查委员会可以批准修改或免除知情同意：

▶ 若不修改或免除知情同意，研究将不可能或不可行。

▶ 研究具有重要的社会价值。

▶ 研究对参与者造成的风险不超过最小风险。

根据具体的研究背景，在批准免除或修改知情同意时，或许还有其他附加条款。

评注

一般考虑：修改知情同意涉及对知情同意过程进行变更，最常见的是改变提供给参与者的信息和知情同意的书面文件。免除同意意味着允许研究人员无须获得完全的知情同意即可开展研究。

正如在"准则 9：有能力给予知情同意的个人"中所述，凡与健康相关的涉及人的研究，都要求个人或其法定授权的代表给予知情同意。修改或免除知情同意需要得到辩护并获得批准。通常情况下，研究人员和研究伦理委员会须尽可能保持知情同意过程的完整性。他们必须仔细考虑，修改知情同意程序，是否仍能使参与者了解研究的基本性质，并使之对是否参与研究能做出理解的、知情的决定。例如，在某些情况下，有可能仅描述研究的目的，而不告知潜在参与者有关试验组的详细过程。

通过隐瞒信息来修改知情同意程序，以维护研究的科学有效性：有时候，在知情同意过程中需要隐瞒信息，以确保研究的有效性。在健康相关研究中，这通常涉及需要隐瞒有关具体操作程序的目的。例如，在临床试验中，为了监测参与者是否依从研究方案，通常不会告诉他们试验的目的，因为如果他们知道自己是否依从会受到监测，就有可能改变行为，从而导致研究结果无效。在大多数此类情形下，须要求征询潜在参与者的同意，即在研究结束前，有些试验程序的目的将不会告知他们。在参与者结束研究项目之后，必须告知他们此前被隐瞒的信息。在另一些情形下，请求参与者许可隐瞒信息可能会危及研究的有效性，因此，在完成数据收集前，都不能告知参与者某些信息已被隐瞒。上述程序只有在获得研究伦理委员会的明确批准后方能实施。此外，在对研究结果进行分析之前，须向参与者提供此前未曾给予的信息，并允许其考虑是否撤回在研究中收集的数据。在研究开始之前，须考虑参与者撤回数据对研究有效性的潜在影响。

通过主动欺骗参与者来修改知情同意程序：主动欺骗参与者比简单地隐瞒某些信息更具争议性。不过，社会和行为科学家有时故意误导参与者，以便研究他们的态度和行为。例如，研究人员会使用"伪患者"或"神秘客户"来研究医疗服务专业人员在他们自然环境中的行为。

有些人认为绝对不允许主动欺骗，还有一些人则认为在特定情况下可允许。如果研究将参与者暴露在超过最小值的风险之中，那么，就不允许主动的欺骗。当研究人员认为，只有通过主动的欺骗才能获得研究的有效结果时，研究人员须向研究伦理委员会证明：①没有其他方法可以获得有效的和可靠的数据；②研究具有重要的社会价值；③不隐瞒类似的信息，如果泄露，会导致理性的人拒绝参与研究。研究人员和研究伦理委员会必须意识到，欺骗研究参与者可能是不公正地对待他们或伤害他们。当他们事后知道自己在受蒙蔽的情况下参加了研究时，可能会感到不满。如果出于保证研究的科学有效性确有必要这么做，在知情同意的过程中，必须询问潜在参与者是否同意接受不完整的信息（这意味着，研究人员为此后的欺骗提前获得参与者的同意）。研究伦理委员会必须明确如何在研究完成后把主动的欺骗告知参与者。这样的告知，通常称为"情况报告"（debriefing），它一般要解释欺骗的原因。情况报告是试图纠正欺骗这一错误的一个至关重要的部分。对于不赞成出于研究目的而欺骗的参与者，须为其提供不让研究人员使用通过欺骗获得数据的机会。在特殊情况下，研究伦理委员会可以批准保留不可识别的信息。例如，如果研究是评估服务质量或服务提供者的能力（包括那些涉及"神秘"客户或患者的研究等),则不会向参与者提供撤回数据的选择。

免除知情同意:研究伦理委员会可以免除知情同意,前提条件:①确信不免除知情同意研究就不可能或不可行;②研究具有重要的社会价值;③研究带给参与者个人或所在群体的风险不大于最小风险值。即便研究涉及可识别的数据或标本(也就是说,数据或标本携带了某人的姓名,或通过代码与某人关联),也必须满足这3个条件。如果所开展的研究是分析现有的、已记录的健康数据,并且研究参与者是儿童、青少年和无知情同意能力者时,也必须满足上述条件(见"准则16:涉及无能力给予知情同意的成人的研究""准则17:涉及儿童和青少年的研究")。

此外,当数据或生物标本不具有个体的可识别性,且研究具有重要的社会价值时,免除知情同意也必须满足上述3个条件。在这个情况下,研究人员不知道参与者是谁,因此无法联系他们获取知情同意。而且,由于数据或标本不可识别个人身份,所以对个体的风险是不大于最小风险值的。

有关在研究中使用已记录的健康数据时免除知情同意的特殊考虑:与健康相关的数据记录中心的创建和日常运作(例如,癌症数据登记中心、新生儿遗传和其他异常疾病的数据库等),为许多公共卫生和流行病学研究活动提供了强大的资源支持,无论是疾病预防,还是资源分配,均可从中受益。要求从业者向这些数据记录部门提交相关数据,通常出于这样的考虑:①掌握整个人群的全面和精确的信息十分重要;②科学研究需要纳入所有的案例,以避免无法觉察的选择偏倚;③伦理原则要求必须在人群中公平分配负担和受益。因此,由政府相关部门成立的健康数据记录管理机构在收集数据时,通常是强制性的而不是自愿的。

当研究是根据公共卫生部门的指令或由公共卫生部门发起时,如疾病监测,通常不要求伦理审查,也不要求免除同意,因为这是法律规定的活动。同时,由公共卫生部门发起的研究,如其是在使用已记录的数据,并且这些数据涉及可直接接触到个人的新的研究活动(如通过调查问卷获得个人信息的研究)时,那么,就不得免除知情同意。虽然数据收集的范围和限度是由法律规定的,研究人员仍应考虑,在特定情况下,以公权力来获取个人数据用于研究是否符合伦理要求。当使用这些数据不属于(或不再明确属于)公共卫生活动,研究者必须寻求个人同意才能使用数据,或其须证明研究符合本准则列出的免除知情同意的条件。如果研究项目使用的数据来自一个或多个人口数据系统时,那么,项目应提交给研究伦理委员会,但研究只涉及机构内部的数据分析除外。

准则 11:

生物材料及相关数据的收集、储存和使用

在收集和保存生物材料和相关数据(如健康或从业记录)时,机构须建立起一套管理系统,以便为未来研究使用这些资料获得授权。研究者不得损害提供材料的个体的权利和福利。

为研究目的而采集标本时,无论是用于特定的研究项目,还是用于无特定目的的未来研究,均须从材料提供者那里,或获得具体的知情同意,或获得广泛的知情同意。广泛知情同意的伦理可接受性,有赖于适当的管理。这一类型知情同意的获取,必须遵循"准则 9:有能力给予知情同意的个人"。

在临床诊断或治疗中,当人体的生物材料(即剩余组织)有剩余,并被储存起来用于未来的研究时,就可能需要获得具体的或广泛的知情同意,或者由知情的选择退出程序来替代。这意味着,除非患者一开始就明确表示反对,否则其样本将会被储存起来并用于研究。知情的选择退出程序必须符合下列条件:①患者必须明确知道有这样的程序存在;②研究者必须提供充分的信息;③必须告知患者可以撤回他们的数据;④必须为患者真正提供反对的可能。

若研究者试图使用在过去因研究、医疗或其他目的而收集和储存的材料,同时又没有获得过捐赠者对材料用于未来研究的知情同意,在这种情况下,伦理委员会可以免除获得个人知情同意,但必须满足以下条件:①不免除知情同意,研究不可能或不可行;②研究具有重要的社会价值;③研究对参与者个人或所在群体的风险不超过最小风险。

生物材料的保管员必须通过一定的安排和程序来确保与材料关联的信息具有保密性,例如,可以把提供给研究者的数据进行匿名化或编码,或通过限制第三方样本使用权限等方式进行。生物材料的代码的密匙必须由保管员掌管。

生物材料的转让必须签署"样本转移协议"(MTA)。

生物材料和相关数据只能在和当地卫生部门合作时才可收集和储存，负责相关收集的管理机构中，应该有原样本和数据采集地区的代表。如果标本和数据被储存在采集地之外的其他地方，应该对所有生物材料返回原采集地、共享可能的成果和利益做出相关规定(见"准则 3：在选择个体和群体参与者中受益和负担的公平分配""准则 7：社区的参与""准则 8：研究及其审查中的合作伙伴关系和能力建设")。

评注

一般考虑：涉及人体生物材料的研究可以包括：组织、器官、血液、血浆、皮肤、血清、DNA、RNA、蛋白质、细胞、头发、剪下的指甲、尿液、唾液、其他体液。这些生物材料可能来自不同的地方，但绝大多数来自于正在接受诊断和治疗的患者，被解剖的标本，活体或尸体捐赠的器官或组织，或者是身体的排泄物和废弃的组织。它们或许是被专门收集以用于特定的研究；或许是从医疗或诊断中收集的，最初并不打算用于研究；或许是为研究、医疗或诊断收集的，尽管在收集之时尚无明确的研究项目，但期望也可以或将要用于未来的研究。针对特定疾病纵向研究的生物样本库，其价值已被广泛认可。因此，众多人口生物样本库已建立起来，它们能够通过基因、环境、职业和其他健康数据相互关系，研究众多的疾病。

在本准则中，"生物样本库"这一术语，是指储存生物材料和相关数据的场所。生物样本库既可指大型的人口生物样本库，也可指由实验室生物标本组成的小型生物样本储存库。

如果某人的生物材料和相关数据被用于研究，那么这个人就是研究参与者，适用于研究参与者的伦理准则，也适用于此类情况。若研究使用的样本和数据是从死亡个体身上获取的，那么，准则作适当的修改后仍可适用。绝大多数人都不会反对为了人类的共同利益将他们的样本和相关数据储存在样本库中并用于研究。但是，当某人(捐赠者)的样本被储存时，原则上必须通过准则规定的程序，对其未来的用途予以明确授权。由于研究的确切内容往往是未知的，所以在样本采集时不可能获得具体的知情同意。因此，对未来使用的样本采用广泛的知情同意，以代替具体的知情同意，是可以接受的。广泛的知情同意要求对生物样本库有适当的管理和使用。

管理：当某些机构把以研究为目的而收集的生物材料或相关数据，或者把临床诊断和治疗的"多余物"储存起来时，它们必须具备适当的管理架构，并至少须对以下条款做出规定：

▷ 生物样本被委托给哪一个法人实体。

▷ 如何获得捐赠者的授权。

▷ 捐赠者如何能够撤回授权。

▷ 在何种情况下需要重新联系捐赠者。

▷ 要有程序来确定是否应该披露未要求获得的研究发现，如果应该披露，那么具体如何实施。

▷ 如何控制生物材料的质量。

▷ 对生物标本与捐赠者个人身份识别信息之间的联系如何保密。

▷ 谁在什么情况下可能获取生物材料用于未来的研究。

▷ 可能由什么样的团体来审查生物材料未来使用的研究方案。

▷ 告知捐赠者研究结果的恰当机制。

▷ 如何组织参与其中的患者群体或社区。

▷ 生物材料的分析结果可能与个人信息的哪些来源相联系。

▷ 将要开展的研究大体是什么类型。

▷ 什么类型的研究仅在获得捐赠者的再次同意后才能实施或不实施。

▷ 研究的受益应该由谁来获得。

▷ 告知参与者研究结果的适当机制。

▷ 如何确保样本捐赠者的权利和福利不受损害。

所有的管理系统应该遵循问责的原则，并且应对储存的生物材料和相关数据进行妥善的监督。在生物样本的储存、使用和最终用途上，不应该出现与研究参与者原先签署的广泛的知情同意相矛盾或相违背的情况。

研究伦理委员会和生物样本库：所有使用已储存的人体生物材料和相关数据的研究方案，都必须提交伦理委员会审核。它们必须确保，如果捐赠者已经给予了未来研究广泛的知情同意，那么，研究方案对生物材料的使用，必须在捐赠者原先同意的范围内。若研究方案计划的样本用途，超出了已经授权的研究范围，则再次同意是必需的。如果研究是使用过去的材料，且符合本准则前面所列的 3 个条件，那么研究伦理委员会可以免除个人知情同意的要求（见"准则 10：修改和免除知情同意"）。

具体的知情同意：当收集生物材料时已知未来的用途，则必须像"准则 9：有能力给予知情同意的个人"中所阐明的那样，需要获得具体的知情同意。对于在储存身体材料时无能力给予知情同意的参与者，如果研究者了解或能够合理地推断出参与者现在已经有能力给予知情同意了,那么,研究者必须给予他们知情同意或知情拒绝的机会(见"准则16:涉及能力给予知情同意的成人的研究")

广泛的知情同意:广泛的知情同意包含同意样本未来使用的范围。广泛的知情同意不是"一揽子同意",它不允许未来无任何限制地使用身体材料。相反,广泛的知情同意对生物材料的未来使用设置了某些限制。广泛的知情同意形式应该具体规定:①生物样本库的目的;②储存的条件和期限;③生物样本库的使用规则;④捐赠者联系生物样本库保管员的方式,以及获知样本未来使用的途径;⑤生物材料可预见的用途,既包括已经完全确定的研究,也包括部分未知或完全未知的研究;⑥样本使用的预期目标,是用于基础研究、应用研究,还是用于商业的目的;⑦出现未请求同意的研究发现的可能性以及相关处理措施。研究伦理委员会必须确保,提议样本的收集和储存方案,以及知情同意程序,均符合以上规定。

剩余组织研究的知情选择退出程序:鉴于临床诊断和治疗中剩余的生物材料(即"剩余组织")常引起未来研究者的兴趣,因此临床试验质量管理规范(GCP)要求给捐赠者提供下列选择:①生物材料仅限于他们自身治疗或受益的需要,然后便销毁;②允许储存其生物样本用于某个明确的研究项目(具体的知情同意);③允许储存其生物样本用于目前尚不明确的研究项目,包含或不包含个人信息。然而,在具体的医疗情形下,遵循上述操作可能过于苛刻且难以实现。因此,知情的选择退出程序是可接受的,这意味着除非患者在最开始时明确反对使用其剩余组织,否则可将其样本储存并用于研究。

知情的选择退出程序必须满足以下条件:①患者必须知道有这样的程序存在;②必须提供给患者充分的信息;③必须告知患者他们可以撤回其数据;④必须为患者真正提供反对的可能。

对剩余组织开展研究的知情的选择退出程序,在某些情况下可能不适用,即:①当研究给个人带来的风险超过最小风险时;②当使用有争议的或有重大影响的技术,如研发永生的细胞系时;③当研究是针对某一特定的组织类型,如配子时;④当研究在一个高度脆弱性的环境中进行时。研究伦理委员会必须判断这样的研究,是否需要明确的知情同意。

同意的撤回:捐赠者或其法定代理人,应该能够对保存在样本库中的生物材料撤回继续储存和使用的同意。同意的撤回,应该由捐赠者或他们的法定代理人签署文件而正式生效,样本或被销毁,或被归还捐赠者。在撤回同意后,不允许再将生物材料和相关数据用于未来研究。

对已存档的生物材料研究的授权: 有些过去收集和储存而未获具体的或广泛的知情同意的生物材料和数据,其中含有重要且再难获得的数据,对此,研究伦理委员会需要判断使用这些材料是否正当。对使用过去收集而未获知情同意的材料和病史,最为通常的辩护是,要找到生物材料或病史记录的那个人是不可行的,或是花费高昂、无法承受。这样的情况常见于对医院病史记录的回顾性研究,或者对一次收集的而未寻求过知情同意的血液进行新的测试,而在这种情况下,通常不会去寻求对材料的未来研究的同意。此外,研究必须有重要的社会价值,并且研究不会给参与者个人或群体带来超过最小风险值的风险。

保密: 在储存人体生物样本中为受试者保密是十分重要的。如果将生物材料分析产生的信息披露给第三方,有可能会给受试者带来伤害、污名化或痛苦。生物样本库负责人员必须对这些信息的保密作出安排。例如,对研究者提供匿名化或编码的数据,并限制第三方对材料的使用权限。在知情同意过程中,生物样本库的保管员,必须告知潜在捐赠者将采取怎样的安全保密措施,以及保密措施的可能局限。储存在生物样本库中的生物材料,必须匿名化或者被编码处理。当研究者把生物样本库的编码样本用于后续研究时,代码的密钥必须归属于生物样本库的管理员。这样,研究者只能使用匿名化或编码后的材料。应该承认,随着大数据集交叉匹配技术(crossmatching large datasets)的发展,完全的匿名变得越来越不现实。但是,对数据的匿名化处理越困难,保留从数据集删除个人信息的能力就越重要。这也是上文中详述的管理系统中至关重要的部分。

研究结果的反馈和披露(未)要求获得的研究发现: 通常情况下,生物样本库储存编码的样本,是为了能将这些样本和健康数据联系起来。这意味着无论捐赠者是否主动要求知道研究结果,都可以向他们反馈。知情同意过程必须详细说明,如果捐赠者希望获知研究结果,研究者会否将通过样本分析获得的信息反馈给他们。给予捐赠者的信息应该表明,生物样本库或未来研究项目的目的不是为个人提供诊断,以免捐赠者因为没拿到未要求获得的结果而使其产生虚妄的安慰。

现在大家有一个共识,即至少在遗传研究中,如果捐赠者希望获知研究结果,有些发现必须反馈给他们。分层式同意(tiered consent),就提供了是获得组合信息还是分解信息的选择。它提供给捐赠者一系列选择,允许他们通过选择其中一些选项的方式,使得他们在对生物样本的使用中拥有更多的控制权。一般而言,结果的反馈有 3 个原则必须遵循：结果必须具有分析的有效性、临床的重要性和能够反馈的可行性。这意味着,凡涉及重大健康问题且具有直接临床有效性、能够挽救生命的信息和数据,必须予以告知;反之,不具有科学有效性和临床重要性的信息,不适合与参与者交流。研究伦理委员会也应该评估,反馈特定的遗传发现时,是否有必要提供个人咨询。有时,需要为反馈(未)要求的研究发现,制定一个负责任的伦理管理计划。

儿童和青少年：已达成熟年龄的儿童和青少年,必须给予他们机会对其数据的继续储存与使用提供广泛的知情同意,并应该使他们能够对未来的研究撤回同意。也可以设立这样一种知情选择退出程序,用以提醒这些儿童和青少年有权撤回此前的同意。

样本转移协议：对人体生物材料的转移必须签署一个样本转移协议(MTA)。样本转移协议必须确保存档的生物材料可以检索到。协议对生物材料的使用范围和时间,以及在使用结束时生物材料的状况或去向,都须作出规定。样本转移协议中所涉内容的所有相关责任方都必须得到明确。样本转移协议也适用于跨国研究项目,若某个机构从所有参与国的人群中收集样本,并储存在某一个样本库,这时就需要签署样本转移协议。

生物样本库的关闭：如果要关闭生物样本库,应该和当地卫生主管机构合作,一起制定妥善转移、处理生物材料和数据的计划。

生物样本库储存和使用来源于资源贫乏地区的材料：生物样本库已成为一种全球现象。然而,一些资源贫乏地区对于储存和使用生物样本可能缺乏经验。除了本准则的规定之外,在其他准则中涉及的社区参与、能力建设,以及研究中公平分配负担与受益,也适用于在资源贫乏地区的生物样本库研究(见"准则 3：在选择个体和群体参与者中受益和负担的公平分配""准则 7：社区的参与""准则 8：研究及其审查中的合作伙伴关系和能力建设")。

准则 12：

健康相关研究中数据的收集、储存和使用

当数据储存之后,机构须建立一套管理系统,以便为这些数据使用于未来的研究获得授权。研究者不得损害提供数据的个人的权利和福利。

当以研究为目的而收集和储存数据时,无论是用于特定的研究项目,还是用于无特定目的的未来研究,均须从原始数据的提供者那里,或获得具体的知情同意,或获得广泛的知情同意。广泛知情同意的伦理可接受性,有赖于适当的管理。这一类型知情同意的获取,必须遵循"准则 9：有能力给予知情同意的个人"。

使用常规临床情形下收集的数据,必须实施知情的选择退出程序。这意味着除非患者明确表示反对,否则其数据将被储存以供研究使用。知情的选择退出程序必须符合下列条件：①患者必须知道有这么一个知情的选择退出程序；②必须提供充足的信息；③必须告知患者可以撤回他们的数据；④必须为他们真正提供反对的可能。

若研究者试图使用过去因研究、医疗或其他目的而收集和储存的数据,同时又没有获得捐赠者对数据的未来研究的知情同意,在这种情况下,研究伦理委员会可以考虑免除获取个人知情同意的要求,条件是：①不免除知情同意,研究不可能或不可行；②研究具有重要的社会价值；③研究对参与者个人或所在群体的风险不超过最小风险。

数据保管员必须通过一定的安排和程序,来确保与数据关联的信息具有保密性,例如,可以把提供给研究者的数据进行匿名化或编码,或通过限制第三方对数据的使用权限等方式进行。代码的密钥必须由数据保管员保留。

来源于资源贫乏地区的数据,只有再和当地卫生部门合作时才可以收集和储存。有关数据库的管理组织中应该有原数据采集地区的代表。如果数据被储存在采集地之外的其他地方,应该对所有数据返回原采集地、共享

可能的成果和利益做出相关规定（见"准则 3：在选择个体和群体参与者中受益和负担的公平分配""准则 7：社区的参与""准则 8：研究及其审查中的合作伙伴关系和能力建设"）。

评注

一般考虑：针对特定疾病纵向研究的数据收集价值已被广泛认可。数据库可以涵盖所有类型的健康相关数据。例如，医疗记录和患者病例。本准则指涉健康相关数据，其范围超过患者的个人医疗数据。

与生物样本库一样，绝大多数人不会反对为了人类的共同利益而将他们的数据储存以用于未来研究。但是，当捐赠者的数据被储存时，原则上必须通过准则规定的程序，对其未来的用途予以明确授权。由于研究的确切内容往往是未知的，所以在数据收集时不可能获得具体的知情同意。因此，用对数据的未来使用采用广泛的知情同意以代替具体的知情同意是可接受的。广泛的知情同意要求对数据库有适当的管理和使用。

管理：数据收集和归档的机构必须具备适当的管理架构，并至少须对以下条款进行规定：

- ▷ 数据被委托给哪一个法人实体；
- ▷ 如何获得捐赠者的授权；
- ▷ 捐赠者如何能够撤回授权；
- ▷ 在何种情况下需要重新联系捐赠者；
- ▷ 要有程序来确定，是否应该披露未要求获得的研究发现，如果应该披露，那么具体如何实施；
- ▷ 如何控制数据收集的质量；
- ▷ 对数据与捐赠者个人身份识别信息之间的联系如何保密；
- ▷ 谁在什么情况下能够获取数据用于未来的研究；
- ▷ 可能由什么样的团体来审查数据未来使用的研究方案；
- ▷ 告知捐赠者研究结果的恰当机制；
- ▷ 如何组织参与其中的病人群体或社区；
- ▷ 数据的分析结果可能与个人信息的哪些来源相联系；
- ▷ 将要开展的研究大体是什么类型；
- ▷ 什么类型的研究仅在获得捐赠者的再次同意后才能实施或不实施；
- ▷ 研究中的受益应该由谁获得；

> ▶ 告知捐赠者研究结果的适当机制；

> ▶ 如何使数据捐赠者的权利和福利不受损害。

所有的管理系统应该遵循问责的原则，并且应该对已储存的数据进行妥善的监督。在数据的储存、使用和最终用途上，不应该出现与研究参与者原先签署的（广泛的）知情同意相矛盾或相违背的情况。

研究伦理委员会和存储健康相关数据： 所有使用已储存的数据进行研究的方案，都必须提交伦理委员会，它们必须确保，如果捐赠者已经给予了未来研究广泛的知情同意，那么，研究方案中对数据的使用必须在捐赠者原先同意的范围内。若研究方案中对数据的计划用途，超出了已经授权的研究范围，则再次知情同意是必须的。如果研究是使用过去的数据，并且符合本准则前面所列的三个条件，那么伦理委员会可以免除个人知情同意（参见"准则 10——修改和免除知情同意"）。对于登记在册的人群的研究，在登记机构内的研究，可根据适用的法律，免除研究伦理委员会的审查。

具体的知情同意： 当收集数据时已知数据的未来用途，则必须像"准则 9——有能力给予知情同意的个人"中描述的那样获得具体的知情同意。对于储存数据时无能力给予知情同意的参与者，如果研究者了解或应该合理地推断出，参与者现在已经有能力给予知情同意了，那么，研究者必须给予他们知情同意或知情拒绝的机会。（见准则 16——涉及无能力给予知情同意的成人的研究）

广泛的知情同意： 广泛的知情同意包含同意数据未来研究的使用范围（见准则 11——对生物样本和相关数据的收集、保存和使用）。广泛的知情同意应该具体规定：数据库的目的；储存的条件和期限；数据库的使用规则；捐赠者联系数据库保管员的方式，以及获知数据未来使用的途径；数据的可预见用途，是已经完全确定的研究，还是指部分未知或完全未知的研究；数据使用的预期目标，是用于基础研究、应用研究，还是用于商业目的；以及出现未要求同意的研究发现的可能性，及相关处理措施。研究伦理委员会必须确保提议的数据收集、储存方案，以及知情同意过程，均符合以上规定。

健康相关数据研究的知情的选择退出程序： 如果之前收集的数据没有获得过广泛的知情同意，那么，可以使用知情的选择退出同意程序。这意味着，除非捐赠者在最开始时明确表示过反对，否则可将其数据被储存并用于研究。

知情的选择退出程序必须满足以下条件：①患者必须知道有这样的程序存在；②必须提供给患者充分的信息；③必须告知患者他们可以撤回其数

据；④必须为患者提供真正反对的可能。然而，在某些情况下，研究者还必须获得明确的知情同意，无论是具体的或是广泛的：①当研究带给个人的风险超过最小风险时；②当使用有争议或有重大影响的技术时；③当研究在一个高度脆弱性的环境中进行时。研究伦理委员会必须决定是否需要明确的知情同意。

已存储数据的二次使用：有时数据库已收集的数据，如来源于研究期间或其他活动（临床实践，医疗保险），可用于未来的研究。在收集数据时，确切的研究问题通常是未知的。在这种情况下，当预期用途符合原（广泛）知情同意的范围时，对数据的二次分析是可以接受的。

同意的撤回：捐赠者或其法定代理人，应该在任何时候都有可能撤回数据库使用他们数据的同意，而不应承担任何责任或遭受任何损失。同意的撤回，应该由捐赠者或他们的法定代理人签署文件而正式生效，数据或销毁或归还捐赠者。在撤回同意后，不允许再将数据用于未来研究。

对已存档的数据研究的授权：有过去收集和储存、而获得具体的或广泛的知情同意的数据，其中又含有重要且再难获得的数据，对此，研究伦理委员会需要判断使用这些数据是否正当。对使用过去收集而未获知情同意的数据，最通常的辩护是，要找到数据的捐赠者是不可行的，或是花费高昂、无法承受。例如，这样的情况常见于对医院从某个时期开始的病史做回顾性研究，那时，通常不会对像医疗记录这样的未来研究寻求同意。此外，研究必须有重要的社会价值，且不会给参与者个人或所在群体带来超过最小风险值的风险。

参与者的再次联系：长期项目通常包括寻找和再次联系已失访参与者的计划。这种情况常出现在，当研究人员要研究已储存的、仍可识别个人身份的样本或数据，并希望获得数据新用途的同意时。所以，必须让参与者或数据库服务的使用者们，在最初给予同意时，意识到他们有可能会被再次联系，并且给予他们再次联系的选择退出机会。研究人员也必须为那些愿意再次联系的参与者或服务使用者，建立与他们联系的可接受的模式。

如果研究人员根据健康相关记录库的信息，的确计划要再联系研究参与者，那么必须牢记，这些参与者可能不知道他们的数据已被提交至数据库，或者他们也不熟悉研究人员获得数据访问权限的过程。如果研究人员希望联系健康数据库中的人，以便获得用于新的研究的其他信息，那么，这些研究仍然需要个人的知情同意（见"准则 9：有能力给予知情同意的个人"）。

数据挖掘：有些单位，即使它们并未有意收集健康相关数据（例如，用搜索引擎进行询问的网站上消费者的选择），它们所收集的数据可能有被"挖掘出来"用于进一步健康相关研究的价值，。这些单位必须像本准则中所讨论的那样，力求建立起管理框架和机制，以获得在未来研究中使用这些数据的授权。

保密：健康相关数据可能包含非常大范围的信息。因此，储存健康相关数据的一个重要方面是保密性。如果将储存和收集的信息披露给第三方，有可能会给捐赠者带来伤害、污名化或痛苦。数据库负责人员必须为这些信息的保密作出安排，比如，仅对研究者提供匿名化或编码的数据，并限制第三方对数据的使用权限。在获取知情同意过程中，数据库的负责人员必须告知潜在的捐赠者，将采取怎样的安全措施及限制条件来保密。储存在数据库中的数据必须匿名化或者编码。当研究者使用来自数据库的编码数据用于后续研究时，代码的密钥必须保留在数据库保管员的手里。这样，研究者只能使用匿名化或编码的材料。应该承认，随着大数据交叉匹配技术（crossmatching large datasets）的进步，完全的匿名变得越来越不现实。然而，对数据的匿名化处理越困难，就越有必要保留从数据集删除个人信息的能力。这也是上文中详述的管理系统中至关重要的部分。

研究者在使用关联信息的数据时，为了获得统计分析的合并数据而习惯于放弃可识别的个人信息。类似的情况也发生在研究者已经关联（或编码）的，且来自不同数据集、有个体参与者同意的数据。当研究项目计划要把个人可识别的信息保留下来用于研究时，研究者必须向研究伦理委员会解释，为什么保留这些信息是重要的，以及如何采取保密措施。为了提高未来研究的价值而存储个人可识别的数据是可以接受的。这里也隐含着另外一层含义：为了保密而力图去除可识别的信息，会否由此失去所得数据的科学价值，其中的得失需要做仔细的权衡。

保密的局限性：必须告知捐赠者，研究人员在确保严格保密方面的能力有局限，并告知他们违反保密性可能产生的不利后果。保密之所以有局限性基于 3 个原因：①即使有良好的管理体系，也会存在数据泄露或被盗而被未经授权的第三方获得的风险；②由于技术的进步，不同来源的数据（如医疗记录、就业记录等）可能被联系在了一起，因此，即使个人的身份信息被匿名化或编码处理，也使研究人员或其他人增加了识别参与者身份的机会。而当研究是在较狭小的场所（如小型医院）进行，或者研究的是非常具体的疾病（如对罕见病患者的研究）时，也可能增加可识别的可能。大量来自同类资源库收集的集中数据，可能减少个人可识别的可能，但不能完全消除。另外，通过综合技术获得的遗传信息（如全基因组测序）也增加识别个人身份信息的可能。③释放保密的信息也可能是法律的要求。例如，某些司法机构要求，必须向相关机构报告某种传染性疾病，或者是虐待或疏于照顾儿童的事件。同样，卫生主管部门和研究伦理委员会认证的机构，可能有检查研究记录的合法权利，而申办方依据规程审核人员，也可能要求获得保密数据的访问权限。此类保密方面的局限性，必须做出预期并告知潜在的参与者（见"准则 9：有能力给予知情同意的个人"）。数据的真正匿名化越难，让参与者保留从数据库中删除个人数据的能力就越重要。因此，上述内容是管理体系的一个重要组成部分。

强制性人口登记管理：使用来源于强制性人口登记机构的数据的研究项目，除非数据分析是登记机构内部的研究活动，否则必须提交给研究伦理委员会审查。

研究结果的返回和（未）要求获得的研究发现：尤其是在大数据库研究的背景下收集数据，知情同意必须详细说明，如果捐赠者希望获知研究结果，从数据分析得到的信息预期是否会返回给他们。提供给捐赠者的信息应该明确表明，数据库或未来研究项目的目的不是为个人提供诊断，以免捐赠者因为没拿到未要求获得的结果而使其产生虚妄的安慰。

现在大家有一个共识，即至少在遗传研究中，如果捐赠者希望获知研究的结果，那么有些发现必须返回给他们。分层式同意（Tiered consent），就提供了是获得组合信息还是分解信息的可能。它提供给捐赠者一系列选择，允许他们通过选择其中一些选项的方式，使得他们在对数据的使用中拥有更多的控制性。一般而言，在结果的返回有三个原则必须遵循：结果必须具有分析的有效性、临床的重要性，以及能够返回的可行性。这意味着，关涉重大健康问题、且具有直接临床有效性、能够挽救生命的信息和数据，必须予以告知，反之，不具有科学有效性和临床重要性的信息，不适合与参与者交流。研究伦理委员会也应该评估，返回特定的遗传发现时，是否有必要提供个人咨询。有时，需要为返回（未）要求研究发现，制定一个负责任的伦理管理计划。

数据共享：研究者、申办方和研究伦理委员会必须为可能开展的未来研究共享数据。数据共享的条件详见"准则 24：对健康相关研究应负的公共责任"。

儿童和青少年：已达成熟年龄的儿童和青少年，必须给予他们机会对其数据的继续储存与使用，提供广泛的知情同意，并应该使他们能够对未来的研究撤回同意。提醒他们有权撤回同意的知情的选择退出的程序，也是可以接受的。

数据库的关闭：如果要关闭数据库，应该与当地卫生主管机构合作，一起制定妥善转让或处理健康相关数据的计划。

数据库存储和使用来源于资源贫乏地区的数据：数据库已经成为一个全球现象。然而，一些资源贫乏地区对于存储和使用生物材料可能缺乏经验。除了本准则的规定之外，在其他准则中涉及到的社区参与、能力建设，以及研究中公平分配负担与受益，也适用于资源贫乏地区的数据库研究（见准则 3——在选择个体和群体参与者中受益和负担的公平分配；准则 7——社区的参与；准则 8——研究及其审查中的合作伙伴关系和能力建设）。

准则 13：

研究参与者的报销和补偿

研究参与者在研究期间直接产生的费用（如交通费）应予以合理的报销，给他们造成的不便以及所耗费的时间也应给予适当的补偿。补偿可以采用货币的形式，也可以是非货币的其他形式。非货币的形式可以是与研究无关的免费医疗服务、医疗保险、培训资料或其他受益。

补偿不能过度，以免变成诱导潜在参与者违背自己的判断而同意参加研究（"过度诱导"）。提供给受试者的报销和补偿，须经当地研究伦理审查委员会批准。

评注

一般考虑：无论是观察性研究，还是干预性研究，参与者都是为研究的社会利益做贡献，他们不应自己支付或承担费用（如交通费），此类费用须获得合理的报销。此外，参与者因参加研究而花费的时间以及其他不便，也应得到相应补偿。补偿金额应与受试者参与研究所耗费的时间成正比，与其往返研究现场的时间成正比。具体数额还应以该地区或国家的小时最低工资为基准计算得出。即使参与研究已使受试者享有潜在的个人受益（如获得试验性药物），项目组仍有义务对其进行合理的报销和补偿。这是因为绝大多数临床研究涉及的研究程序对参与者没有潜在的个人受益，相反，为了实现研究目的，往往需要受试者额外抽血、另行前往医院和在外留宿。而且，在研究开始之前，也无从知道研究干预是否使受试者获益。事实上，某些研究干预不但不会带来益处，还可能造成更大伤害。

适当的补偿：参与者因参加研究而造成的不便和耗费的时间，须根据研究所在国家的货币价值，为其提供合理的补偿。补偿可以是补偿金，也可以是其他的形式，如与研究无关的免费医疗服务、医疗保险、培训资料、咨询或食品。特别当研究引发的风险较低时，为受试者提供补偿，不应引起过度诱导的担忧。

不可接受的补偿：补偿并非是弥补受试者同意承担的风险，而是为了弥补对其造成的不便和花费的时间。因此，补偿程度不应与受试者同意承担的风险水平相关联。但是，特别当没有潜在个体受益的研究程序风险增加时，有关补偿可能对受试者构成过度诱导的担心也会增加。给予研究参与者的金钱和实物补偿不可过多，以免诱导潜在参与者同意参加研究而违背他们的初衷或秉持的信念（"过度诱导"）。

过度诱导是否存在较难界定，部分原因是，人们对于使某些人违背自己的初衷而自愿参与研究的补偿问题，看法不尽相同。失业人员或学生对补偿的看法，就可能不同于就业人员。研究伦理委员会须根据特定文化与人群的传统和社会经济状况，评估货币和其他形式的补偿，以确定预计参加研究的参与者是否可能因为获得补偿而违背其初衷才参与研究。补偿的适宜度最好由当地的研究伦理委员会而不是国际上的伦理委员会来判断。咨询当地社区也可能有助于确定补偿标准，即使在研究者自己所在的社区开展研究，也应如此。

对无能力给予知情同意的参与者的补偿：无知情同意能力的人可能容易被监护人因经济收益而利用。向无知情同意能力者的法定授权代表获取知情同意时，除了报销其交通费和其他直接或间接花费外，不得提供任何其他补偿费用。鉴于提供补偿给参与者本人是合理的，因而，研究者不得因他们缺乏决策能力而不提供给他们本人。当参与者无能力给予知情同意时，补偿须以使他们本身能够受益的方式给予。

退出研究后的补偿：当研究人员基于健康相关的理由让参与者退出研究时，该参与者须得到截止退出之时的补偿。当参与者因研究相关伤害而退出研究时，其所受的伤害须得到治疗，且参与者有权获得补偿之外的赔偿（有关赔偿的处理见"准则14：对研究相关伤害的治疗和赔偿"）。若参与者因故意不依从研究规定而被要求必须退出研究时，研究人员有权拒绝给予部分或全部补偿。参与者因其他原因不能继续参与研究的，研究人员须按照他们完成所参加研究的比例进行补偿。对于有一个以上阶段或干预的研究项目，在研究结束前，研究者不得以扣留全部或大部分补偿金的方式，来诱使不愿参与研究的参与者留在研究之中。有关补偿的条件须经研究伦理委员会批准，并在知情同意过程中公开。

有经济激励的研究：在有些研究中，对参与者的金钱或物质刺激，不是一种补偿的形式，其本身就是研究的主要目的。例如，现金转账或票券形式的经济刺激，可能被用来测试就医经济障碍的一种方法。人们很可能会克服经济障碍而就医（如获得医疗保健和持续就医），或者缺乏有效的动机去就医（如慢性病的长期治疗）。对过度诱导的担心不应妨碍此类研究的进行，但是，研究伦理委员会对使用激励措施的研究及其可能出现的风险，必须保持高度关注。

准则14：

对研究相关伤害的治疗和赔偿

如果参与者因参加涉及人的健康相关研究而受到身体、心理和社会的伤害，申办方和研究者须确保为其提供免费治疗和康复，并对其工资损失给予适当赔偿。参与者纯粹为了完成研究目标而在干预操作中受到身体、心理和社会的意外伤害时，无论是谁的过错，他们都应获得治疗和赔偿。若参与者因参与研究而死亡，则其家属有权获得赔偿。不得要求因研究而造成伤害的参与者放弃获得免费医疗和赔偿的权利。

研究伦理委员会须确认，与研究相关的损伤其治疗和赔偿方案是否合理。

评注

一般考虑：本准则重点关注参与者因研究干预或程序受到伤害时，获得免费治疗和其他额外赔偿的权利。在下面的评注中，将详述满足这些权利的基本条件。如参与者因研究直接造成死亡或致残，其家属也有权获得物质赔偿。若缺乏合理的研究伤害赔偿机制，可能影响人们参与研究的积极性，也会削减参与者对研究机构的信任。因此，对研究所导致的相关伤害做出免费治疗和赔偿的恰当规定，不仅是正当的，也符合实际。

申办方在免费治疗和康复方面的义务：研究参与者因参加涉及人的健康相关研究而受到身体、心理和社会的伤害，申办方和研究者必须确保为其提供免费治疗并协助其康复。这通常意味着，只要为参与者提供的医疗服务是必要的，就必须为他们与研究伤害相关的健康需求提供持续的医疗服务保障，且治疗服务费用不由参与者承担(见"准则6：对参与者健康需求的关注")。申办方必须提供免费的治疗或康复服务，因为伤害是由研究造成的。

申办方在赔偿方面的义务：开展研究之前，申办方无论是制药公司、其他组织机构还是政府（法律不排除政府保险），必须同意为基于本准则而有权获得赔偿的参与者提供所有的伤害赔偿。申办方也可根据研究人员必须提供医疗保险的情况（例如，研究人员在遵守研究方案方面存在过失，或政府保险范围仅限于过失），与研究人员达成有关赔偿的协议。在某些情况下，选择双保险的做法较为可取。无论过错在哪一方，申办方须寻求充足的保险来保障赔偿。对免费治疗和赔偿，应在研究方案和知情同意书中有明确的说明。

公平赔偿和免费医疗：研究参与者之所以应得到赔偿，是因为他们纯粹是为了实现研究目标而在研究干预过程中受到了身体、心理或社会的伤害。伤害之所以被认为是研究干预导致的结果，是因为若参与者不参加研究，伤害就不会发生，这样的伤害在种类和严重程度上，均不同于一般临床诊疗中常见的伤害。赔偿必须公平：研究人员和申办方没有义务为研究期间发生在参与者身上的每一次伤害支付治疗费用。关于与研究有关的伤害的免费治疗与赔偿，必须有研究伦理委员会认可的适当安排。研究伦理委员会必须建立监督机制，以确保研究者能够报告此类伤害，并能够说明他们将如何向参与者支付治疗费用和提供赔偿，以及将要提供什么样的帮助。

不得要求参与者放弃与研究相关伤害的免费治疗或赔偿的权利，同时，参与者也不得对研究人员的研究和操作，故意表现得无知或缺乏合理的判断，以此来获得免费治疗或赔偿。知情同意过程或知情同意表格，不得包含有关免除研究者伤害责任的表述，也不得包含任何暗示参与者放弃获得赔偿权利的表述（见"准则 9：有能力给予知情同意的个人"）。参与者还须被告知具体的提供治疗的医疗服务机构、组织或个人，以及负责提供赔偿的组织。

准则 15:

涉及脆弱个人和群体的研究

当考虑招募脆弱的个体和群体参与研究时,研究者和研究伦理委员会须确保具体的保护措施落实到位,以保护脆弱人群们在研究期间的权利和福利。

评注

一般考虑:根据《赫尔辛基宣言》,脆弱群体和个人"可能更容易受到虐待或额外的伤害"。这意味着脆弱性涉及判断身体、心理或社会层面受到伤害的可能和程度,以及易受欺骗或破坏保密性的可能和程度。需要指出的是,脆弱性不仅涉及最初提供参与研究与否的同意能力,还涉及是否继续参与研究的相关能力。在某些情况下,人们具有脆弱性,是因为他们相对(或绝对)地无能力保护自己的利益。这类情形常见于,人们在决策能力、教育、资源、实力、或其他可以保护自身利益的特质方面,相对或绝对地受到损害。而在另外一些情况下,人们也可能具有脆弱性,是因为他们(暂时或永久的)生活环境的特质,使他们的利益比他人更少受到关注或重视。这种情况也会发生于人们被边缘化、污名化或面对社会排挤和偏见时,其他人的行为使脆弱人群的利益更加岌岌可危,无论是有意还是无意。尽管研究伦理委员会可以要求,对参与特定项目的潜在参与者集体提供特殊的保护,不过,研究者和其他相关人员还必须考虑可能导致参与者脆弱化的因素,并采取恰当的措施加以缓解。

在研究中对待脆弱人群的传统做法,是将整个阶层标注为弱势人群。本准则对脆弱性的解读,试图避免把整个阶层的人都视为脆弱的。不过,关注体现人们脆弱性的具体特征还是有益的,因为这有助于确定需要对研究中更易受到虐待或额外伤害的参与者实施哪些特定的保护措施。有些脆弱

涉及人的健康相关研究国际伦理准则(2016 版)

人群具有几种不同的脆弱特征，从而使他们比其他人更为脆弱。脆弱性与社会环境高度相关。例如目不识丁的人，他们或者因其社会地位或行为而被边缘化，或因其生活在专制的环境下，而可能有多种因素使其变得脆弱。

我们可以根据一些特征合理地推定某些人是否属于脆弱人群：

同意的能力：一个广为接受的脆弱性标准是，同意或拒绝参与研究的能力受限。具有这种特征的个体将在本文件的其他准则中讨论（见"准则 16：涉及无能力给予知情同意的成人的研究""准则 17：涉及儿童和青少年的研究"）。

等级关系中的个人：此处的脆弱性特征表现为，处于下级地位的潜在参与者，其表达同意参与研究的自愿性可能被减弱。这些人包括医学院和护理学院的学生，下属的医院和实验室的工作人员，以及研究项目开展地的工作人员、武装部队人员或警察。他们同意的自愿性无论是否可得到辩护，都可能会受到不当影响：他们同意参加研究，抑或是期待获得更好的对待；抑或是担心，如果拒绝参加会遭到反对或报复（见"准则 9：有能力给予知情同意的个人"）。因此，研究方案中必须包括这些招募进入研究的参与者如何受到保护的条款。

行为受到限制的人：护理院、精神病院的患者以及监狱的囚犯，往往被视为脆弱人群，因为他们居住在行为受限制的场所内。与行为不受限制的人相比，他们很少有选择，也没有太多自由。例如，监狱就曾被认为是"一种本质上具胁迫性的环境"。不仅如此，行为受限制的人们，他们与护理人员或监护人也可能是一种依赖关系（见"准则 9：有能力给予知情同意的个人"）。

保护行为受限制的个体，措施之一就是在研究伦理委员会评审项目时，吸纳倡导保护脆弱人群权利的人士进入委员会（见"准则 9：有能力给予知情同意的个人"评注中"依赖关系"）。某些行为受限制的个人，其同意能力是减弱的，因此需要提前注意，对缺乏决策能力的参与者予以额外的保护。

妇女：虽然妇女大体上不必被认为是脆弱人群，但在某些情形下，妇女可以在研究中变得脆弱，这包括：①涉及对女性或变性的性工作者的研究；②有关性暴力与亲密伴侣暴力的研究；③涉及贩卖妇女、难民和寻求庇护的研究；④在堕胎非法地区进行堕胎的研究；⑤对特定文化环境的妇女的研究。她们所处的文化不允许由她们对自己参与的研究表达同意，而必须得到配偶或男性家属的许可。当上述情形之中的妇女成为研究的潜在参与者时，研究人员需要予以特别关照（见"准则 18：妇女作为研究参与者"）。

孕妇：孕妇不必仅仅因为其是孕妇而被视为脆弱人群。在某些特定的情形下，如对胎儿有风险，孕妇可能需要得到特别的保护（见"准则 19：孕妇和哺乳期妇女作为研究参与者"）。

其他潜在的脆弱个体：传统上被视为脆弱群体的人，通常包括：①接受福利或社会救济的人、穷人和失业者；②把参与研究视为获得医疗服务唯一途径的人；③某些少数民族；④无家可归者、流浪者、难民或流离失所的人；⑤残障人士；⑥患有不治之症或患有被污名化疾病的人；⑦身体虚弱者（如他们上了年纪，并有多种病症）、政治上无权者；⑧不熟悉现代医学理念的社区成员等。此外，在某些情况下，脆弱性还可能与性别、性取向和年龄相关。

考虑到这些人和其他人具有以上讨论的一个或多个特征，研究伦理委员会必须审查，他们的权利和福利是否需要特别的保护，如有必要，须把这样的保护措施纳入审查范围。不过，研究人员和研究伦理委员会必须避免把这些群体标签化，而作出把他们排除在研究之外的判断。为了避免把这些群体标签化，可以通过建立相应的机制来解决。例如，在可行的情况下，可以在研究之前、之中和之后咨询利益相关方（见"准则 7：社区的参与"）。

特殊保护：对这些群体的特殊保护可以包括：①对参与者个体不具潜在受益的程序，其风险不得超过最小风险值；②把家庭成员、法定监护人或其他合适的代理人的许可，作为参与者同意的补充；③要求所开展研究的目标是针对参与者群体的健康需求。安全保障措施的设计，可以从促进自愿决策、限制可能的隐私泄露，以及保护这些处于高度伤害风险的人群的利益方面来实施。研究伦理委员会需要注意，不应过度把这些人排除在研究之外，应允许他们在保护措施落到实处的情况下参与研究。

群体脆弱性：尽管强调应避免将整个群体定性为是本质上脆弱的，但仍需要研究伦理委员会对涉及特定群体的研究予以特别关注。在一些资源有限的国家或社区，医疗服务的不可及，以及少数族裔、处于社会不利地位或边缘化群体的身份，都可以是构成脆弱性的因素。与个体的脆弱性一样，判断某个群体是否属于脆弱人群，有赖于具体的情境，并需要经验的证据证明他们需要特殊保护。

准则 16：

涉及无能力给予知情同意的成人的研究

须将无能力给予知情同意的成人纳入健康相关的研究中，除非有合理的科学理由将他们排除在外。无能力给予知情同意的成人，他们有特定的生理和健康需求，应该得到研究者和研究伦理委员会的特别关照。同时，由于他们缺乏提供知情同意的能力，可能无法保护自身利益，因此，有必要为他们在研究中的权利和福利提供特殊的保护。

在对无能力提供知情同意的成人开展研究之前，研究者和伦理审查委员会须确保：

- ▷ 无能力给予知情同意者的法定代理人已给出许可，且这份许可已考虑到当事人此前的喜好和价值观（如果有的话）。
- ▷ 针对受试者理解信息的能力，提供充分的研究信息，并获得了与受试者能力相符的同意。

如果参与者在研究过程中具备了提供知情同意的能力，则必须获得他们继续参与研究的同意。

作为一般规则，潜在参与者拒绝参与研究的意愿须得到尊重，除非在例外的情况下，无能力提供知情同意者参与研究被认为是当时最佳的医疗选择。

如果参与者在其具备完全的能力提供知情同意时，已经为是否参与研究订立过预嘱，那么该预嘱应该得到尊重。

若研究干预或程序对无能力提供知情同意的成人有潜在的受益，则风险必须被最小化，且不得大于预期的潜在个体受益。对于不能为参与者带来潜在个体受益的研究干预或程序，须注意以下两点：

- ▷ 如果干预和程序面向的人群，既有无能力提供知情同意的，也有具备能力的，那么，除非没有无知情同意能力者的参与无法获得必要的研究数据，否则应首先对能够提供知情同意的人进行试验。

▶ 风险须最小化，且不得超过最小风险。

当此类研究干预和程序的社会价值极大，而研究又无法在能够给予知情同意的人身上进行，则研究伦理委员会可允许风险值提升至超过最小风险值的少许风险。

评注

一般考虑：总体来说，是否具备行为能力或决策能力，取决于能否理解具体的信息，能否判断情势及预测结果，能否权衡不同的治疗方案，以及能否表达出自己的选择。人们一般应被认为具有知情同意能力，除非能证明他们不具备。某人无能力给予知情同意，可能由于种种原因。例如，痴呆症、某些精神疾病和意外事故。有人能够在一段时间后变得有能力给予知情同意，或者也可能他们决定不了是否应治疗某种疾病，但却能决定是否想享受一顿饭。这表明，决策能力的缺乏是依特定的时间、任务和情境而定的。

当研究人员有理由认为潜在的或当前的参与者无同意能力时，须对其决策能力进行恰当的评估。如果预计参与者无能力提供知情同意，则须定期对他们进行检查。不过，需要注意的是，诊断为精神或行为障碍并不意味着个人不能给予知情同意。

潜在的个人受益和风险：关于涉及无能力提供知情同意的成人的研究，其潜在的个体受益和风险，应根据"准则 4：研究中潜在的个体受益和风险""准则 5：临床试验中对照组的选择"进行评估。

赞同和不赞同：如果参与者是由于精神或行为障碍而不能提供同意，则须根据其理解水平，就研究进行讨论，同时，须给予他们同意或拒绝参与研究的公平机会。这也可以称为获得参与者的赞同或不赞同。赞同必须被视为一个过程，应根据当事人认知状态的变化而作出应变（见"准则 9：有能力给予知情同意的个人"），而不仅仅是没表达不赞同。

即使无知情同意能力者的法定授权代表已经表示了许可，但当参与者本人明确表达拒绝时必须给予尊重。无同意能力者的反对，只有在以下条件才可被否定：如果无同意能力者所需的治疗在研究之外无法获得，而此前的研究已显示其有显著的疗效（见"准则 4：研究中潜在的个人受益和风险"），同时，医生和其法定授权代表均认为，此研究干预是该无行为能力者现有的最好医疗选择。

法定授权代表的许可：根据相关的国家法规，须寻求无同意能力者直系亲属或其他关系密切人士的许可。代理决策者必须评估，参与研究在多大程度上符合当事人此前的喜好和价值观（如果有的话）；并且，如果研究可为参与者提供预期的临床受益，则须评估参与研究会在多大程度上提升参与者的临床受益。参与者事先表达参与研究的意愿，以及记录在预嘱中的偏好，应该得到尊重。研究人员必须认识到，代理人也有他们自身的利益，这可能使他们给出的同意令人生疑。此外，在法定授权代表不能及时到场提供许可的情况下，研究人员可从获得社会公认而非法律承认的代表处获得同意。

研究者预测参与者无法提供同意的急诊情形：有时候，研究方案的设计要考虑患者或参与者不能提供知情同意的突发状况。例如，出现败血症、头部创伤、心肺停搏和卒中。在这样的情况下，通常需要对发病后的尽快干预进行研究，以评估研究性治疗方法或积累相应的知识。

如有可能，须尝试去识别可能发生上述疾病的人群以用于研究。例如，如果这类症状在一些人身上是周期性出现，如癫痫发作和嗜酒，那么，要获得他们同意不难做到。在这种情况下，研究人员最好在潜在参与者具完全知情同意能力时与他们联系，并获得其同意以在其未来丧失能力时能够参与研究。例如，书写预嘱事先表达同意。

如果没有机会在参与者完全具有知情同意能力时获得其同意，则应该在可能的情况下，在研究开展的社区公布对无行为能力者的急诊研究计划。在研究设计和开展时，研究伦理委员会、研究者和申办方须对社区关注的问题做出回应，如研究未能获得相关社区实质性的支持，则不得实施（见关于"准则 4：研究中潜在的个体受益和风险"评注中"群体的风险"和"准则 7：社区的参与"）。

在未获得知情同意的情况下，研究人员须设法联系需急诊治疗的无行为能力患者的法定授权代表，获得其许可后方可开展研究。如果联系上了这样的代表但对方拒绝给予许可，则该患者不可被吸收为研究参与者。

在没有获得参与者本人或其代理人同意的情况下，而参与者本人又暂时不能提供同意，则研究人员和研究伦理委员会应同意最大限度延长参与者进入研究的时间。如果到时仍无法取得参与者本人或其代理人的同意，则在退出不会使参与者的情况更糟的前提条件下，应使参与者退出研究。应该给予参与者或其代理人机会反对使用未经其同意或许可产生的数据。

当参与者先前没有为其无行为能力时是否参与研究而订立预嘱时，研究人员须征得法定授权代表的许可。此许可须考虑参与者此前表达的喜好和价值观（如果有的话）。

凡研究在未取得因突发状况而失去行为能力者同意情况下获批开展的，一旦参与者恢复能力，须为其提供所有相关信息，并须尽快征得其是否继续参与研究的同意。此外，还须给予其选择退出研究的机会。

免除法定授权代表的许可：如果研究符合免除有知情同意能力者的知情同意条件，研究伦理委员会也同样可以免除获得法定授权代表许可的要求（见"准则 10：修改和免除知情同意"）。

准则 17：

涉及儿童和青少年的研究

须将儿童和青少年纳入健康相关的研究中,除非有合理的科学理由将他们排除在外。儿童和青少年有特殊的生理和健康需求,他们应该得到研究者和研究伦理委员会的特别关照。不过,儿童和青少年独特的生理和情感发育,也可能使其在研究中受到更大伤害。此外,若没有适当的支持,他们可能无法保护自己的利益,因为他们的知情同意能力还在发展之中。因此,在研究中为儿童的权利和福利提供特别的保护十分必要。

在开展涉及儿童和青少年的研究之前,研究者和研究伦理委员会须确保:

▷ 儿童或青少年的父母一方或其法定代理人已给予许可。

▷ 针对儿童或青少年的成熟程度,提供充分的研究信息,并获得与他们能力相符的同意(赞同)。

如果孩子在研究期间达到法定成熟年龄,应获得他们继续参与研究的同意。

一般来说,儿童或青少年对研究的拒绝参与或继续参与意愿须得到尊重,除非在特殊情况下,参与研究被认为是儿童或青少年最好的医疗选择。

对于能给儿童或青少年带来潜在受益的研究干预或程序,其风险必须最小化,且不大于潜在的个体受益。

对于不具有潜在个体受益的研究干预或程序,需考虑以下两点:

▷ 如果干预措施和程序所研究的疾病,同时包括成人以及儿童和青少年,除非没有儿童或青少年的参与就无法获得必要的数据,否则应首先在成人身上进行研究。

▷ 风险须最小化,且不能超过最小风险值。

当包含此类干预措施和程序的研究具有极大的社会价值,且研究不能在成人身上进行时,研究伦理委员会可以允许超过最小风险值的少许风险。

评注

儿童和青少年参加健康相关研究的正当理由：儿童和青少年参与研究，对于研究儿童疾病、儿童易感染病症，以及对儿童、青少年、成人的药物临床试验，都是不可或缺的。在过去，尽管许多新的药物也针对儿童阶段发生的疾病，但它们并未在儿童或青少年身上进行试验。有时，这导致了儿童或青少年暴露在无效或有害的干预之下。一般来讲，信息的缺乏会给儿童和青少年带来更大的风险，使他们暴露在具体功效和安全性都不甚明确的干预中。因此，须把儿童和青少年纳入针对儿童病症的研究性干预，也须将其纳入已建立的、由成年人参与的、而之前尚未对儿童和青少年进行过测试的研究中。研究伦理委员会应当认识到，涉及儿童或青少年的研究年龄跨度较大，从婴儿一直到即将达到法定成熟年龄的青少年，他们在生理、认知和情感能力上差异巨大。因此，在评估有儿童和青少年参与的研究时需要更加细致入微。

参与研究的顺序：在对幼儿进行研究前，对于须先在成人身上还是青少年身上进行研究，存在着不同的看法。有人认为，所有研究必须首先在成人身上进行，以尽量减少对儿童的风险。也有些人认为，这一要求排除了针对儿童的十分重要和及时的研究，特别是当研究致力于儿童重要的或当务之急的健康需求时。

本准则强调，在对儿童研究前首先纳入成人的基本考量是，须保护儿童免受不必要的伤害。不过，在儿科研究中总是严格遵守这一要求可能并不可行，因为儿童和青少年面临着特殊的健康问题。在针对儿童特有疾病的情形下，由成人作为研究参与者并不可行，其结果也没有意义。此外，在极少数情况下（例如，某种疾病感染到数量庞大的人群，包括儿童和青少年，而现有的治疗方案有限，某种试验药又具备很好的前景），若不启动儿科研究，只是等待成人研究的结论性结果，则可能会极大延误相关数据的获取，也无益于针对儿童的干预措施的开发。

本准则认为，如果研究所包含的干预措施对儿童和青少年有潜在的个人受益前景，那么，不要求研究必须首先在成年人中进行。如果所有的无潜在个人受益前景的研究干预和程序，其累积风险之总和不大于最小风险，那么，这样的前景就足以为与研究干预和程序相关的风险作辩护。如果研究符合这些条件，但是所有不具有潜在个人受益的研究干预和程序，其累积风险略大于最小风险,那么,研究伦理委员会必须确信,该研究与儿童或青少年特别相关,且不能在成年人身上同样进行。在这种情况下,在对幼儿或婴儿进行研究之前,必须先选择更有能力给予同意的大龄儿童,除非有可靠的科学理由证明必须首先对幼儿进行研究。

当研究是探索新药可能的毒性时,在对儿童研究前,必须始终首先在成年人身上进行。在成年人群中首先探索新药的毒性,是减少儿童和青少年在同样干预措施的后续研究中可能风险的一种方式。

潜在的个人受益和风险:涉及儿童和青少年的研究,其潜在的个人受益和研究风险应根据"准则 4:研究中潜在的个体受益和风险"和"准则 5:临床试验中对照组的选择"进行评估。

赞同:儿童和青少年是法律上的未成年人,不能提供法律上有效的知情同意,但他们也许能够给予赞同。给予赞同意味着儿童或青少年真正参与了与他们能力相符的有关研究的讨论。赞同必须被视为一个过程(见"准则 9:有能力给予知情同意的个人"),并不仅仅是没有异议。此外,研究人员必须让儿童或青少年参与到实际的决策过程中,并使用与他们年龄相适合的信息。告知儿童或青少年,并按以上所述来获得同意是极为重要的。识字的孩子最好以书面形式。获得同意的过程,不仅要考虑孩子的年龄,也要考虑他们的个人情况、生活经历、情感和心理成熟度、智力以及他们的家庭状况。

即将成人的青少年,他们参与研究的同意可能在伦理上(虽然不在法律上)相当于同意。在这种情况下,父母的同意在伦理上最好被认为是"共同同意",但在法律上青少年的同意仍然是赞同。如果在研究期间儿童或青少年参与者根据相关法律达到法定年龄,并成为能够独立知情同意的个体,则必须征询其是否继续参与研究的书面知情同意,并尊重他们的决定。

有意的反对:有些不太成熟、尚不能表达赞同的儿童和青少年可能会表达"有意的反对",这意味着他们对某个提议的程序表示不赞同或拒绝。例如,某大龄儿童或青少年所表示的有意反对,区别于婴儿的哭泣行为,或对不利刺激的退缩反应。儿童或青少年对参与研究表示有意的反对必须得到尊重,即使其父母已给予许可。不采纳他们有意反对的条件是,除非这些儿童和青少年所需要的治疗在研究之外不存在,研究的干预措施已经有明确的临床益处,以及治疗医师和法定授权的代表均认为研究干预是这些儿童或青少年现有的最佳医疗方案。在这类情况下,特别是如果儿童年幼或不成熟,那么父母或监护人可以无视孩子的异议。不过,在某些情形下,父母可能会要求研究人员坚持采取研究干预措施而违背孩子的意愿。有时这种要求可能是出于父母的利益而非孩子的利益。在这种情况下，如果研究人员认为纳入他们参与或继续参与研究不符合孩子的最佳临床利益，则必须无视父母的决定。

父母或法定授权代表的许可：根据现行法规，研究人员必须获得至少父母一方或监护人的书面同意。在法律上认可儿童达到同意能力的年龄，在不同的辖区之间有实质性的差异。通常还未达到法定同意能力年龄的儿童，也可以理解参与研究的含义，并能完成标准的知情同意程序；但是，在法律上他们作为参与者只能表达赞同。赞同与实质性的同意无关，它从来不足以表明允许孩子参加研究，除非他们得到父母一方、法定监护人或其他正式授权代表的允许。已达到法定年龄的儿童和青少年，他们对继续或停止参与研究的决定，优先于父母或法定监护人的决定。

免除父母的许可：有时，研究伦理委员会可能会免除家长的许可。在这种情况下，必须设计特殊的保护措施，以确保这些儿童或青少年获得最佳的利益。免除父母许可的情形可能包括让父母提供许可不可行或不适当。在有些辖区，某些低于通常同意年龄的个人被视为"解除约束的"或"成熟的"未成年人，可以在没有父母或法定监护人同意甚至父母或监护人不知道的情况下授权同意。他们可能已经结婚、怀孕或自己就已成为父母，他们也可以独立生活。在另一些情况下，研究涉及的是调查青少年对性行为或使用娱乐性药物的信念和行为。研究也可能涉及家庭暴力、性传播疾病、怀孕、堕胎、虐待儿童。在这些情况下，若父母知道研究的主题，可能会使儿童或青少年面临来自父母的质疑、恐吓甚至身体伤害的风险。

在这种的情况下，确保这些儿童或青少年最佳利益的特别保护措施，应包括让独立的儿童权益保护者的参与，也可要求孩子自己挑选一个未参与研究的亲戚、一个值得信赖的朋友或家庭医生来代表他自己。为参与研究的儿童和青少年提供独立的心理和医疗支持是另一项特殊保护，尽管这些支持在有些社区难以实现。在这类社区，必须有称职的研究人员为需要医疗和心理支持的儿童和青少年提供帮助。

如果符合"准则10：修改和免除知情同意"所提出的条件，研究伦理委员会也可以批准免除家长的同意。

父母或监护人对研究的观察：如果父母或法定监护人允许儿童或青少年参与研究，那么，在研究进行过程中，通常须给予其观察孩子参与情况的机会，前提是观察应在合理的范围，且不得影响其他参与者的隐私。这样如果父母或监护人认为退出更符合孩子的最佳利益的话，就可以给他们的孩子提供退出研究的机会。

研究人员预测儿童和青少年将参加的急诊情形：当儿童和青少年参与急诊研究时，指导原则可适用"准则 16：涉及无能力给予知情同意的成人的研究"。

准则 18：

妇女作为研究参与者

妇女必须被纳入健康相关的研究中，除非有合理的科学理由将她们排除在外。妇女曾被排除在许多健康相关研究之外，原因是她们要生育孩子。由于女性具有独特的生理和健康需求，她们值得受到研究者和研究伦理委员会的特别关注。只有女性本人的知情同意才是其参与研究的先决条件。鉴于在某些社会状态下，缺乏对女性自主权的尊重，因此无论如何都不得以他人的同意取代女性自己的知情同意。

必须事先告知育龄妇女，若她们在研究参与过程中怀孕，研究可能给胎儿带来风险。如果参与研究可能对胎儿或怀孕的女性造成伤害，申办方和研究者须保证在研究开始之前和之中提供孕检和有效的避孕方法，并提供安全、合法的堕胎保障。

评注

一般考虑：妇女在许多社会中曾被排除在研究之外。例如，大多数早期心血管疾病研究就没有包括妇女，因为这些疾病被认为在妇女中不常见。特别是女性因其怀孕生育的特点，出于担心给胎儿带来不确定的风险，她们常被排除在药物、疫苗和医疗器械的临床试验之外（见"准则15：涉及脆弱个人和群体的研究"）。尽管近年来反对把妇女纳入研究的主张已有所改变，但在许多情况下，她们仍无端被排除在研究之外。临床实践中妇女使用的药物、疫苗或医疗器械，其安全性和有效性大多未知，这方面认知的缺乏是十分危险的。例如，女性的心脏病发作不同于男性，因此，有必要开展研究，以确定对女性的最佳诊断和治疗手段。

妇女的脆弱性：尽管目前普遍倾向于将妇女纳入研究，但在各种社会中，妇女在参与研究方面仍存在社会脆弱性。例如，由于她们对权威的屈从，犹豫不决或不能提问题，以及否认或忍受疼痛和痛苦的文化倾向，都导致她们可能被忽视或受到伤害。当处于上述情形的妇女成为研究的潜在参与者时，研究人员、申办方和研究伦理委员会，须在研究设计、风险和受益评估以及知情同意的过程中，予以特别关注，以确保其有充分的时间和合适的环境，让她们根据提供的信息做出决定。

一些女性在研究中因过度的心理、社会、身体或法律的风险而变得脆弱。这方面的例子包括：涉及亲密伴侣暴力和强奸的调查与访谈，涉及性工作者或吸毒妇女的社会和行为研究，以及涉及收集性行为信息的研究等。当研究涉及家庭调查或访谈时，研究人员须特别注意确保在私密的地方与女性面谈，不会有其他家庭成员进入。在这样的研究中，须给予女性在家以外的场所进行访谈的选择。在这类研究中，违反保密性可能会对妇女造成严重危害，即使所披露的唯一信息是他们参与了研究。在涉及经历过性暴力的妇女的研究中，参加访谈可能引致精神痛苦。如有必要，研究人员须随时引导受访者接受心理咨询。

知情同意及其授权：在某些文化中，对于邀请女性参加研究，通常由配偶或社区领袖给出允许。但这样的授权不得用于对个人知情同意的替代。妇女须有足够的时间和适当的环境来决定是否参与研究。

育龄妇女的纳入：总体上来说，把育龄妇女排除在临床研究之外是不公正的，因为这样剥夺了她们享有从研究产生的新知识获益的可能。这也是对她们自决权的侵犯。虽然育龄妇女须被给予参加研究的机会，但同时也要告知她们，若在研究过程中怀孕，可能给胎儿带来风险（见"准则 19：孕妇和哺乳期妇女作为研究受试者"）。在使其接受潜在的致畸或致突变的干预措施前，须确保育龄妇女可获得孕检、有效的避孕方法，以及安全、合法的人工流产保障。当不具备有效的避孕方法和安全的流产措施，且没有其他可选择的研究场所时，在知情同意的讨论中，必须包括意外怀孕的风险和人工流产的法律依据的信息，以及如何减少由不安全人工流产和随后的并发症引起伤害的信息。此外，如果怀孕没有被终止，须确保对参与者进行后续医疗随访，以保证其本人及婴儿和儿童的健康。

研究期间怀孕的妇女：许多生物医学研究方案，要求在研究期间怀孕的妇女须退出研究。在药物或生物制品被认为可致突变或致畸的情况下，必须让怀孕妇女退出研究，且对其在怀孕和生产期间进行跟踪随访和提供护理。必须为其提供诊断性检查，以揭示可能的胎儿异常。如发现胎儿异常，而孕妇希望流产，则可为其安排流产。当没有证据表明对胎儿有潜在风险时，孕妇不应被自动从研究中剔除，相反，须由其选择是否继续或终止参与研究。例如，在某些情况下，让妇女继续留在研究中接受安全监测，可能更为恰当，但可把她从研究药物组中移除。如果该妇女选择继续参与，研究人员和申办者必须提供足够的监测和支持。

准则 19：

孕妇和哺乳期妇女作为研究参与者

孕妇和哺乳期妇女具有独特的生理和健康需求。必须促进旨在获得孕妇和哺乳期妇女健康需求相关知识的研究。对孕妇的研究，只有在细致、全面考察现有的相关数据之后才能启动。

在任何情况下，不得以其他人的允许来取代孕妇或哺乳期妇女自己的知情同意决定。

对于孕妇、哺乳期妇女、胎儿或婴儿有潜在受益的研究干预或程序，其风险必须最小化，且不得大于可能的个人受益。

对于孕妇或哺乳期妇女没有潜在个人受益的研究干预或程序必须满足以下条件：

▶ 风险必须最小化，且不得超过最小风险。

▶ 研究目的必须是为了获得与孕妇、哺乳期妇女及其胎儿或婴儿特定健康需求相关的知识。

当涉及孕妇、哺乳期妇女及其胎儿或婴儿的研究具有极大的社会价值，且研究不能对非怀孕或非哺乳期妇女进行时，研究伦理委员会可以允许略大于最小风险值的少许风险。

涉及孕妇和哺乳期妇女的研究，根据研究干预措施及其潜在的风险，在研究中可能需要对胎儿和儿童进行短期和长期的跟踪随访。

作为一般原则，涉及孕妇的健康相关研究，因其对胎儿有潜在的伤害，应该确保妇女可获得安全、及时和合法的人工流产，以防止在研究中可能出现的意外怀孕。

评注

一般考虑： 医生给孕妇或哺乳期妇女开的药，大多数情况下并没有经过涉及孕妇或哺乳期妇女的临床研究，缺乏充分的安全性和有效性证明。类似的常规性治疗，如辐射或癌症化疗，这些都可能对胎儿造成严重伤害。传统上将孕妇排除在临床试验之外，其直接后果是，孕妇所使用的药物（处方和非处方药），对于其自身、胎儿和未来孩子相关个体的受益和危害缺乏临床试验数据。因此，在细致考察现有最佳相关数据的基础上，必须设计针对孕妇和哺乳期妇女的研究，对现有的未知风险、对她们及其胎儿或哺乳婴儿的潜在个体受益进行探索。

"反应停事件"是一个典型的例子。在这个事件中，世界各地约有 1 万名婴儿（其中许多在西欧），由于他们的母亲在怀孕期间服用了沙利度胺（反应停），导致他们出生时肢体严重畸形。这个悲剧通常作为健康相关研究中排除孕妇的佐证，但事实上要吸取的教训恰恰相反。因为这种药从未在孕妇身上进行试验，但它却上市了并可被轻松地获得，用于治疗孕吐这一不太严重的症状。如果药物在少数孕妇身上做了临床试验，那么很可能早已发现致突变影响，出生的畸形婴儿总数也将会小得多。

旨在获得与孕妇和哺乳期妇女健康需求相关知识的研究，应促进以下领域的研究：

▶ 因妊娠引起的症状的干预措施。

▶ 影响一般人群疾病的干预措施，且这些干预预计会对怀孕妇女使用而又没有足够的证据。例如，超说明书用药。

▶ 影响胎儿发育状况的干预措施。

知情同意以及风险和潜在的个体受益： 孕妇参与研究是一个复杂的问题，因其可能给胎儿以及孕妇本身带来风险和潜在个体受益。哺乳期妇女参与生物医学研究也可能对哺乳婴儿构成风险。涉及孕妇和哺乳期妇女的研究，必须在充分考虑所有可获取的数据，如临床前妊娠动物模型研究、非孕妇研究、回顾性观察研究以及妊娠登记处的数据，之后才能启动。

研究者和研究伦理委员会，必须确保充分告知潜在的研究参与者，研究带给哺乳期妇女及其婴儿的风险，以及带给孕妇（包括未来的生育）、孕妇的妊娠、胎儿及其未来后代的风险。告知的信息还须包括，对于潜在个体受益最大化、风险最小化拟采取的措施（见"准则 4：研究中潜在的个体受益和风险"）。当有关风险的证据未知或相互矛盾时，须将其作为知情同意过程的一部分，告知孕妇或哺乳期妇女。只有该妇女自己才能最终决定，这样的风险对她本人、胎儿或婴儿是否可接受。还须告知这些妇女，胎儿或婴儿异常的因果关系往往难以确定。有时候，招募孕妇参与研究，可能对她本人及其胎儿没有潜在的个体受益，而只是干预措施的风险处于最低水平。例如，新诊断技术的微创研究就是一个例子。在特殊情况下，略大于最小风险值的少许风险是可以接受的。

有些涉及孕妇的研究可能针对胎儿的健康。在这种情形下，参与研究的孕妇在决策过程中的地位，仍等同于她对自己的决定：她是决定是否接受干预措施的决策者。如果她愿意，也不排除孕妇与胎儿的父亲商量的可能性。

特别在一些社会或社区中，传统上更倾向于重视胎儿而不是怀孕女性的生命或健康，妇女对于是否参与研究会感到受束缚或不可行。必须制定特别的保障措施，以防止在过度诱导之下，孕妇参与可能对胎儿具潜在个体受益而对其本人并无益处的干预研究。

研究人员在涉及孕妇的研究方案中，必须包括对孕妇健康，以及婴儿和儿童的短期、长期健康状况等的孕后结果的监测计划。与孕期和哺乳期研究有关的不良事件，可能不会在研究期间立即发生。

潜在的个体受益和风险：涉及孕妇和哺乳期妇女研究的潜在个体受益和风险，应根据"准则 4：研究中潜在的个体受益和风险"和"准则 5：临床试验中对照组的选择"进行评估。

严重伤害和堕胎的可及性：涉及孕妇的研究，其研究环境须可确保妇女获得安全和合法的人工流产。这一规定旨在防止女性违背自己的意愿，不得已而让不想要的胎儿怀孕至足月，并最终诞下这个已受伤害的婴儿。在招募孕妇参加研究之前，研究人员至少须确定，在研究所开展的辖区，胎儿损伤和精神疾患是否可作为堕胎的法律依据。如果不能，并且参与研究极有可能造成胎儿严重异常，那么，孕妇就不得被招募入研究。同时，在无法为女性堕胎提供保障的国家，这一规定也可能制约有潜在价值的研究。在这样的情况下，只有当地的研究伦理委员会认可研究对孕妇具有极大的社会价值，孕妇也被告知有关在本国堕胎受到限制的信息以及在其他国家获得堕胎的可能性，这样，研究项目才可开展。

哺乳期妇女：按照"准则 17：涉及儿童和青少年的研究"，在涉及哺乳期妇女的研究中，可能需要咨询孩子的父亲。如果母乳喂养的婴儿可能通过摄入母乳而接触到研究产品（或不清楚婴儿是否会接触到研究产品），那么，此类研究应该遵循"准则 17：涉及儿童和青少年的研究"。

准则 20：

发生灾难和暴发疾病时开展的研究

诸如地震、海啸以及军事冲突这样的灾难发生，以及疾病暴发，可能给大规模人群的健康带来突发性和毁灭性的影响。为了找到有效的途径，减少灾难和疾病暴发对健康的影响，健康相关研究应成为应对灾难的一个组成部分。但是，研究的开展不得对灾难受害者造成不当的影响。

涉及灾难和疾病暴发的研究操作，须遵循本准则规定的伦理原则。在这些情境中开展研究，要面临重要挑战，例如，需要尽快认识问题、维持公众信任并克服研究过程中碰到的现实障碍。需要审慎对待这些挑战，平衡其与确保研究的科学有效性以及在研究过程中遵循伦理原则之间的关系。

研究者、申办方、国际组织、研究伦理委员会和其他利益相关方应确保：

▶ 在灾难和疾病暴发的迅速蔓延和严峻挑战下，设计的研究必须使之能产出科学有效的结论（见"准则 1：科学价值、社会价值以及尊重权利"）。

▶ 研究要应对受灾人群和社区的健康需求或当务之需，且不能在受灾地区以外的环境下进行（见"准则 2：在资源贫乏地区开展的研究"）。

▶ 参与者要得到公平筛选，并且，当某特定人群（如健康工作者）被纳入研究或排除在外时，应给出充分的理由（见"准则 3：在选择个体和群体参与者中受益和负担的公平分配"）。

▶ 公平分配参与研究的潜在负担和受益，以及研究可能的利益（见"准则 3：在选择个体和群体参与者中受益和负担的公平分配"）。

▶ 实际评估实验性研究干预措施的风险和潜在的个体受益，尤其当其处于研发初期时更应如此（见"准则 4：研究中潜在的个体受益和风险"）。

▶ 积极纳入社区参与研究计划的制定，以确保研究的文化敏感性，同时，关注并回应实际的挑战（见"准则 7：社区的参与"）。

▶ 即便条件有限，也要获得参与者个人的知情同意，除非满足免除知情同意的条件（见"准则 9：有能力给予知情同意的个人""准则 10：修改和免除知情同意"）。

▶ 要传播研究成果、共享数据，凡研发的有效干预措施或产出的知识能够被受影响社区所获得（见"准则 2：在资源贫乏地区开展的研究""准则 23：建立研究伦理委员会及其审查规范的要求"）。

涉及灾难和疾病暴发的研究最好应提前计划好。卫生部门和研究伦理委员会应制定相应的程序，以确保拥有恰当、便捷和灵活的伦理审查和监督的机制和程序。例如，研究伦理委员会可对研究方案进行预审，以便在危机发生时推进和加快伦理审查的进程。同样，研究者和申办方也可就数据和生物样本的共享提前作出安排，以便研究伦理委员会提前进行审查。

对于在灾难环境中开展研究的研究人员和卫生专家，申办方和研究伦理委员会应评估并寻求将其所面临的风险降至最小。申办方应在研究方案中包括减少不良事件的计划。此外，在研究方案中应包括用于降低风险所需的恰当的资源预算。

评注

在灾难和疾病急速暴发阶段的人道主义反应和研究：灾难属于突发事件，会造成巨大痛苦或死亡。疾病要么是灾难的诱因，要么是灾难的结果。例如，流行性疾病可能导致灾难，破坏政治制度或经济活动。反过来，自然和人为造成的灾害，如地震和战争，也会削弱或破坏卫生系统，对个体和人群的健康产生毁灭性影响。在紧急灾害情况下，首要义务是回应受影响人群的需求。同时，也有义务进行健康相关研究，因为灾难是难以预防的，且有效预防或减轻其对公共健康影响的证据也有限。这两项义务会相互冲突，因为人道主义反应和健康相关研究，通常依赖相同的基础设施和工作人员，所以，可能需要权衡两者之间谁为优先。如果护士和医生成为研究人员，这可能会产生依赖关系（见"准则 9：有能力给予知情同意的个人"）。人道主义工作者、研究者和申办方须意识到这些冲突，并确保研究不会不恰当地损害灾难应对措施。研究人员和申办方还应该致力于为用于人道主义救助的基础设施做贡献，并将其研究活动与人道主义响应相结合。重要的是，所有研究须回应受影响人群的健康需求或当务之需，且该研究不得在灾区之外的地区实施。

灾害研究中的一般挑战： 在传染病暴发期间，开展研究的压力会相当大。在传染病导致高病死率，且治疗方案有限（如 2014 年的埃博拉暴发）的情况下，这样的压力则尤甚。反过来，在自然灾害或人为造成的灾害中，研究也可能遭受很大的怀疑甚至是敌意，研究人员可能面临身体伤害的风险。研究者和申办方须具备在通常脆弱的政治和社会环境下化解压力的能力。他们也必须得到足够的实际运作和安全方面的支持，以便在充满挑战的环境里有效地开展工作。突发性灾难对实施合乎伦理的、负责任的研究带来许多挑战。例如，因为潜在的研究参与者往往遭受过严重的身心创伤，这使得他们难以保护自己的权益。有限的或受损的医疗卫生基础设施，也会给拟实施的研究设计和数据收集造成挑战。此外，在突发性灾难环境下，尽快将研究所得的干预措施或产品提供给受影响的社区，也往往更具挑战性（见"准则 2：在资源贫乏地区开展的研究"）。尽管存在这些挑战，研究者和申办方仍须坚持本准则所列明的伦理原则，即便这意味着在具体的实践中可能需要略作调整。事实上，当突发性灾难来临时，往往要求对标准程序作一定的修改，这样才能以最便捷的方式达到伦理要求。例如，一方面所有研究均需要伦理监督，但在灾害发生期间，却有必要加快伦理审查，以确保在不违背伦理要求的前提下，可尽快开展有价值的研究。

虽然本准则中的所有伦理原则都必须得到坚持，但其中某些原则尤须予以特别关注。

临床试验以外的研究干预措施和紧急应用的潜在个体受益及风险： 当灾害主要是由高度传染且极具严重性的疾病引起时（如流感、埃博拉病毒），研发有效治疗方案和疫苗的压力很大。当面对严重、威胁生命的传染疾病时，很多人都愿意承担使用临床试验之内或之外的未经证实的药剂所带来的高风险。但是，研究者和申办方必须真实地评估，使用实验性干预措施对潜在个人的受益和风险，并将此信息清楚地传达给处于风险之中的潜在参与者和个人。即使在通常情况下，许多前景良好的试验药物也有可能并不安全有效，实验性干预必须通过临床试验进行系统评估。此外，紧急应用会降低对研究参与者的招募标准，从而影响试验结果。因此，在患者所应用的药物尚无恰当数据汇总的情况下，须避免其在大范围内紧急应用。

公平分配风险和受益： 由于在灾害情况下实验干预措施往往有限，因此公平选择研究参与者至关重要（见"准则 3：在选择个体和群体参与者中受益和负担的公平分配"）。尤其在特别紧急的情况下，富裕的和有优越社会关系的患者不得再给予特权（如社区领导人）。此外，把特别脆弱的人群排除在外必须有正当的理由（见"准则 15：涉及脆弱个人和群体的研究"）。在招募时，优先考虑某些特定人群是可以接受的。例如，一线的工作人员，在诸如流感等灾难发生时常处于危险之中，如果实验干预措施有效，这些人员将能够帮助更多的患者。互惠原则和帮助最大多数的人，可以为优先考虑他们而辩护。研究者、申办方和研究伦理委员会还需确保，参与研究的负担和受益得到公平的分配（见"准则 3：在选择个体和群体参与者中受益和负担的公平分配"）。

科学有效性和可替代的试验设计：灾难快速蔓延，研究设计也需要选择，以便在快速变化的情形下，研究尽快产生有意义的数据。研究设计必须在灾害环境下可实行，但也必须适当地确保研究的科学有效性。如果研究不具备科学有效性，那么它就缺乏社会价值，因而也不得开展（见"准则 1：科学价值、社会价值以及尊重权利"），因为研究甚至可能会分散用于应对灾害的人员或资源。在临床试验中，随机对照试验设计常被认为是收集有效数据的"金标准"。不过，研究者、申办方、研究伦理委员会和其他人员仍须探索其他可替代的试验设计，以便在保持科学有效性的同时，提高试验的效率，增强前景广阔的研究干预的可获得性。在实施可替代试验设计之前，须对其研究方法和伦理方面的优点进行仔细评估。例如，当测试流行病期间的实验性治疗或疫苗时，合理的试验设计取决于一系列因素，如试验药物的前景、关键背景因素（如病死率和感染率）的变化，以及结果的测定等。研究者和申办方须根据这些要素，仔细评估不同设计各自的优点。例如，是观察的，还是安慰剂对照的。

社区的参与：因为灾难常导致脆弱性，并使政治制度和社会环境易脆变，所以，使当地社区尽早参与研究，对于维持公众信任、确保所开展的研究具有文化敏感性是极为必要的（见"准则 7：社区的参与"）。在发生灾难的情况下，研究人员和申办方可使用创新机制来加快和推进社区的参与（如通过使用社交媒体）。鼓励社区在研究中发挥主导作用常常十分重要，它有助于消除不信任、有效促进沟通，从而使研究设计能够得到支持。在推动社区参与的过程中，研究者、申办方和研究伦理委员会应意识到研究的潜在利益冲突。例如，社区领导人可能通过研究为社区提供服务，而试图由此强化自己的权威。

伦理审查和监督：若按照标准的伦理审查机制，当灾难发生时，递交详细的研究方案并进行评审，往往耗时太多。因此，应制定在紧急情况下推进和加快伦理审查的机制。例如，如果研究涉及重大伦理问题，研究伦理委员会或专业伦理委员会（也许是国家或区域层面的伦理委员会），可以先对研究方案进行初始的加速审查，然后再继续监督。理想的做法是，涉及灾害的研究应提前计划。计划包括很多方面，其中可提交部分研究方案以供伦理"预审查"，草拟各合作方之间数据和样本共享的安排等。卫生部门也可创建一个国际专家网络，以便在灾难期间协助当地的伦理审查。不过，提前审查通用的研究方案，并不能替代灾难发生时具体研究方案的伦理审查。只要有可能，就应当开展当地的伦理审查。

知情同意：尽管大多数灾民会因灾难而受束缚、身不由己，但获得他们参与研究的知情同意，尤其是强调研究和人道主义援助的差别，对于研究十分重要。在实验干预措施的早期临床试验阶段，尤其需要解释上述两者之间的区别。潜在参与者受限的事实，并不妨碍他们做出自愿的决定（见"准则9：有能力给予知情同意的个人"）。知情同意过程的设计，须以受约束者可理解和感知的方式进行。

对于无能力提供知情同意的个人提供特殊保护，参见"准则16：涉及无能力给予知情同意的成人的研究"评注中"研究者预测研究参与者无法提供同意的急诊情况"。

用于共享和分析监控数据所需的个人知情同意或可免除，前提是须满足"准则10：修改和免除知情同意"中规定的条件，且适当的数据使用管理机制必须落实到位。

准则 21：

群随机试验

在启动群随机试验之前，研究者、申办方、相关管理部门，以及研究伦理委员会应该：

▷ 确定哪些人是研究参与者，还有哪些个人或团体会受到影响（即便他们不是研究的目标群组）。

▷ 确定在某些研究中是否需要从患者、医护人员或社区成员那里获得知情同意，或是否可行。

▷ 确定知情同意的要求和允许拒绝同意，是否会使研究结果无效或降低质量。

▷ 确定在群随机试验中，作为对照组的非干预组，在伦理上是否可接受。

▷ 决定是否必须从"把关人"那里获得许可。

评注

一般考虑： 在这类研究设计中，要把个人的群组、社区、医院或卫生机构的部门，随机分配至不同的干预。所有涉及人的健康相关研究所须遵守的伦理指导原则，也同样适用于群随机试验。不过，在群随机试验的情形中，这些原则可能需要进一步细化。

确定研究参与者： 凡在涉及人的健康相关研究中，当个人成为干预措施的研究对象时，他（她）即被认为是研究的人类受试者。在群随机试验中，受试者可以是患者、医护人员，或两者都是。当医护人员是群随机试验的受试者时，干预措施可能不针对患者，不过，从患者的病史记录中汇总的数据，可能被用于判断干预措施的有效性。例如，向某一群组的医护人员推荐一种新的感染控制程序，而对照组的程序不作改变。由于只记录有关感染数的汇总数据,患者便不是这类研究的受试者。

知情同意: 通常来说,某一群随机试验,若非得到研究伦理委员会准许免除或修改知情同意,研究人员必须获得参与者的知情同意(见"准则 10:修改和免除知情同意")。某些确实无法获得个人知情同意的群随机试验,可能有必要免除或修改知情同意才能实施。这种情形常见于干预措施面向整个社区,而作为个体难以避免不受干预的影响。例如,比较焚烧废弃物的研究,或是供应氟化饮用水防止口腔龋病的研究。这些研究都不可避免地使整个社区的成员受干预措施的影响,而在此情况下,获取个人知情同意是不可能的。同样地,如果某个群组的单位是医院或健康中心,患者可能难以找到另一家医院或全科诊疗医院,来避免接受新的预防性服务。群随机试验另一个需要免除或修改知情同意的原因是,研究人员可能不希望对照组中的参与者获知干预组的情况,并因此而改变他们的行为或试图在其他地方获得干预,这样会对研究结果造成不利的影响。

当在群体层面(不同的医院、诊所或社区)开展研究时,获取医护人员同意的要求,可能会影响研究结果,或使分析研究结果变得困难。当医护人员是受试者时,若其中部分人员拒绝接受观察或接受新的诊断或治疗工具,则可能得不到清晰、可靠的研究结果。例如,有些医护人员拒绝参与进来,并且还是使用他们常规的操作方法,那么,研究人员就无法判断新的干预措施是否足够有效。在此情况下,免除同意可成为一个选择(见"准则 4:研究中潜在的个体受益和风险"),但是,须告知医护人员正在开展某项研究。如果干预措施是直接用于患者,那么他们通常也被看作是研究受试者,也需要获得他们接受此项干预的同意。

在许多群随机试验中,参与者可能无法为随机化提供同意,不过他们或许能够根据研究设计的类型而同意接受干预,因为尽管个体所属的社区可能在群体水平上进行了随机化(如在学校的疫苗接种活动),而干预是在个体层面进行的。这样的试验被称为个体-群组随机试验。在有些个体-群组试验中,个人可能是在干预用于群体之前同意接受干预。例如,父母无法对子女所在学校随机分入疫苗接种计划或分配给该群组提供同意,但他们可以同意或拒绝孩子在学校接种疫苗。在另一些群组随机试验中,干预措施和社区均会在群组水平上被随机化。这些试验称为群-群随机试验(如学校的所有学生或社区的所有居民)。在此类试验中,接受干预的个人知情同意通常较难获得,因为几乎没有人能免受干预措施。与此同时,在上述两种群随机试验中,通常都可以获得关于数据收集的个人同意。

非干预组的伦理可接受性：有些群随机试验中的研究性干预，已在其他地方被证明有效，这被称为实施性研究（implementation research）。这类研究通常在资源贫乏地区进行。对于这类群随机试验，其伦理问题在于，是否可接受不给对照组已被证明的干预措施？这种情况类似于，在已有明确有效的预防和治疗措施时，随机对照试验中安慰剂对照的使用。如果不在对照群组中使用已被证明的干预，会使参与者暴露于超过最小风险值的少许风险之中，那么，使用这样的研究设计就不合伦理。以在资源贫乏、患者感染率高的卫生服务中心使用消毒设备或一次性针头为例，在群随机试验的实施性研究中，医护人员须接受使用新设备的培训，并按要求丢弃一次性针头。鉴于重复使用没有消毒的针头，会使患者暴露于超过最小风险值的少许风险，所以，继续在对照组使用常规操作的做法是不合伦理的。在这种情况下，研究人员有必要探索其他替代设计，如对同一设备进行历史对照。研究伦理委员会有责任决定，拟开展的研究在研究方法上不给对照组使用已明确有效的治疗，在伦理上是否可以接受。

群随机试验中的把关：当群随机试验实质性地影响群体或组织时，"把关人"（如社区领导人、领头人或地方卫生委员会）拥有合法的授权，代表群体或组织做出决定，而研究人员也须获得其许可，才可招募群体或组织参与试验。如果研究要求获取个人的知情同意，那么这样的授权不能替代知情同意。虽然对某个把关人的任命或推选，可能并非专门为了对群随机试验给出许可，但是，把关人的权力范围，须覆盖从研究项目之外提供的拟研究的干预类型。此外，该把关人还须确保，参与研究和随机化的风险，与群体或社会的利益相匹配。把关人在作出许可参与研究的决定之前，可更为广泛地咨询社区代表或顾问。

准则 22：

健康相关研究中使用网络环境和
数字化工具获取的数据

当研究人员使用网络环境和数字化工具获取的数据用于健康相关研究时，他们应采取保护隐私的措施，以防止直接暴露个人信息，或防止当数据集出版、共享、整合或链接时，个人信息被推测出来。研究人员应评估其研究中的隐私风险，并尽可能降低这些风险，要在研究方案中对剩余的风险作出说明。他们应在研究的全程预测、控制、监查和审查数据的使用和交互影响。

研究人员应告知目标个人，他们的数据可能被用于网络环境下的研究：

▶ 拟用数据和信息的目的和背景。

▶ 保护他们数据的隐私和安全措施，以及相关的隐私风险。

▶ 即使安全措施会落实到位，仍可能存在所采取措施的有限性及隐私风险。

如果研究者已联系到的目标个人拒绝使用其数据，那么就不应再使用。这种知情的选择退出程序须符合下列条件：①这些人需要知道有这样的程序存在；②需要提供充分的信息；③需要告知他们可以撤回数据；④为他们真正提供反对的可能。

研究人员通过公共网站收集个人和群体的数据，如果没有与对方直接沟通，至少应获得网站所有者的许可，需要宣布研究意图，并确保符合网站公布的使用条款。

研究人员必须在研究方案中说明，将如何处理通过网络环境和数字化工具获得的数据，同时还须说明研究的潜在风险，以及如何降低此类风险。

评注

一般考虑：在网络环境下，用于收集、分析和共享大量个人数据的庞大数据资源和新技术，显著拓展了研究的机会，尤其是研究个人和群体的特征、行为和交往活动的机会。网络环境包括互联网、网站平台、社交媒体、支付等服务，以及电子邮件、网络聊天及其他应用，这些应用平台均可被一系列计算机和移动设备访问。网络环境的这个特点，对保护个人隐私形成了重大挑战。

当今，人们与其他大量在线的人，分享着有关自己和与他们有直接联系的人的信息。这种分享产生了大量可供公共和私人机构作分析的数据。研究人员可以使用自动化工具提取这些信息。这样的数据被商业机构视为重要的资源，可用于建立消费者档案和其他市场开发的目的。

隐私保护的需要： 有人认为，由个人自愿发布在网上的信息是公开的，可为商业机构使用和买卖，因此不应要求研究中常规的保护和同意。然而，用户往往不太了解他们的数据是如何被存储和使用的。尽管从大量的数据中可以产生诸多远见卓识的观点和新发现，但是，鉴于变化的社会规范，以及公共和私人信息之间界限的模糊，法律和伦理标准尚不清晰。研究人员应该认识到，虽然信息可能从公共渠道收集的，但人们可能不愿意自己的数据被收集而用于研究，他们还应该考虑为在网上分享信息的团体制定隐私规范。用户可能不完全明白或理解他们行为的后果，当他们发现自己的信息在意想不到的情形下被使用时，往往觉得受到了侵犯。

已经存在于网上的数据和信息，并不能使研究人员由此解除他们尊重隐私和降低风险的义务，因为多源数据的组合，及其后续的使用与发表，都会产生风险。相反，未经授权或无意泄露的风险，以及提升可识别数据规模和种类的技术能力，都表明了需要加强网络环境的数据安全和隐私保护。尤为重要的是，须解决脆弱人群及其他类似人员的潜在风险，因为当他们的信息因此类研究而暴露后，可能面临不良的后果。

隐私风险的评估： 隐私风险的评估应包括，对隐私造成威胁的范围，加剧这些威胁的因素，以及由隐私威胁因素所带来的披露信息的可能性，同时，还应该评估因信息披露所带来的风险的程度、严重性及可能性。某些隐私风险可能难以预测，因为数据是在各种不同的情况下被收集、组合和使用的。例如，利用移动设备开展临床或公共卫生干预研究正日益普遍。移动设备无论是在研究人员手中，还是在其他人手中，基于其便利性和覆盖面，都会使不同情形下收集和传输数据变得更为方便快捷。当研究人员使用手机和应用程序收集数据时，必须注意到这些设备和应用程序可能在隐私相关的特征和限制方面有很大的差异。

隐私风险并非仅是某个数据集的具体领域、属性或关键词里面某一个单一功能的呈现或缺乏。隐私风险的诸多可能性主要在于，他人可从整个数据，或从与其他现有信息关联的数据中推断出个人。常用的隐私保护方法通常只提供有限的保护。传统去识别技术具有明显的局限性，而基于"可识别性"简单概念，其定义缺乏足够的、可作标准的精确性。在一个数据集中，只有很少的数据点可以用来识别特定的某个人。研究人员使用姓名编辑和其他可明显识别的信息，就有可能揭示某个人的信息，从而使其面临暴露隐私的风险。

降低隐私风险：研究人员必须选择和实施恰当的措施降低隐私风险，并有必要对与数据相关的预期用途和隐私风险采取隐私和安全控制的措施。反过来，这些措施也要求对数据的首次使用和二次利用做系统分析，它不仅要考虑重新识别的风险，也要考虑推论的风险。这样的分析不仅应该考虑某人是否会与某特征直接关联起来，而且还应考虑可能揭示或推论出个人身份的特征，在多大程度上取决于某个人的数据，以及可能引起的潜在危害。分析还应该考虑数据的潜在用途，如何反过来影响数据的管理、输出，以及最终可能使用的适当的隐私控制措施。用途类型或分析预期目的对每一阶段的隐私控制措施的选择都会产生影响，因为某些技术可能会促进或限制某些类型的用途。

研究人员应在数据的收集、处理和传播过程中识别和管理风险。隐私的考虑要求在互联网上采用保守的方式传播数据。学术出版和一些机构往往要求研究人员将其数据有时以开放的数据形式公开。以这种形式公开披露数据的问题在于，数据集包含标识信息、主要属性和次要属性，而这些属性可以通过把记录与辅助数据集链接起来，能够重新识别受试者。一旦数据集在线发布，研究者对于数据如何使用就无法控制，而且使用的背景也可能发生改变。

对研究伦理委员会的指导：研究伦理委员会不妨查阅定期更新的隐私保护和安全措施清单，这些安全措施，正如 WHO 设想的，可以被认为满足了合理的、适当的安全保障要求。这些安全措施应得到广泛实施，其中包括那些可能符合免于研究伦理委员会审查的研究活动。研究伦理委员会应该了解，应用于不同数据共享类别的控制措施有必要进行调整（在某些情况下，公开共享的数据，比研究人员共享的数据，受到更多的严格限制）。为了从各种政策和法规得到相协调一致的举措，研究伦理委员会应强调，具有同样隐私风险的研究活动，必须提供同样级别的保护。

准则 23：

建立研究伦理委员会
及其审查规范的要求

凡涉及人的健康相关研究,其研究计划须提交至研究伦理委员会,以确定其是否符合伦理审查的条件,并评估其是否具有伦理可接受性,除非研究符合相关条件可免除伦理审查(这可能取决于研究的性质和适用的法律法规)。研究人员在研究开始之前,须得到该委员会的批准或许可。如有必要,比如当研究方案发生重大变化时,研究伦理委员会应开展进一步的审查工作。

研究伦理委员会必须根据本准则中所提出的原则审查研究方案。

研究伦理委员会必须是正式建立的机构,并获得充分的授权和支持,以确保按照清晰透明的程序,开展及时的、称职的伦理审查。委员会须由多学科的成员组成,以便能够称职地对拟开展的研究进行审查。委员会成员须具备适当的资质,并定期学习更新健康相关研究中的伦理知识。研究伦理委员会必须有相应的机制以确保其运作的独立性。

在外部资助和多中心研究的情况下,来自不同机构或国家的研究伦理委员会,应当建立有效的沟通。对于外部资助的研究,东道国和资助机构均须开展伦理审查。

研究伦理委员会应设定明确的程序,供研究人员或申办方提出与研究伦理委员会决定相反的合理申诉。

评注

一般考虑:研究伦理委员会可在机构、地方、区域或国家层面运作,在某些情况下,也可以在国际层面运作。研究伦理委员会须按照国家或其他权威机构的规定成立。监管部门或其他政府部门须促成本国范围内所有伦理委员会标准统一。研究机构和政府须为伦理审查过程提供足够的资源。研究申办方向机构或政府提供的支持伦理审查的资助，必须是透明的。在任何情况下，都不得提供或接受款项以获得委员会的批准或研究方案的通过。

科学和伦理审查：尽管在某些情形下，科学审查先于伦理审查，但研究伦理委员会须始终有机会将科学审查和伦理审查结合起来，以确保研究的社会价值（见"准则 1：科学价值、社会价值以及尊重权利"）。伦理审查必须考虑诸多方面，其中包括：研究设计，风险最小化的措施，参与者潜在的个体受益与研究的社会价值之间的合理风险平衡，研究期间的研究基地、医疗干预措施的安全性及安全监测，以及研究的可行性。涉及人的研究如不具有科学的可靠性，那么就是不合伦理的，因为它可能毫无目的地将参与者置于风险和不便之中。即使研究没有任何损伤的风险，但是毫无结果的研究占用了参与者和研究人员的时间，并因此浪费宝贵的资源。因此，研究伦理委员会必须认识到，拟开展研究的科学有效性对于其伦理可接受性至关重要。研究伦理委员会必须进行适当的科学审查，由胜任的专家团队确认研究具有科学的可靠性，或者咨询相关胜任的专家，以确认研究的设计和方法是适当的。如果研究伦理委员会不具备相关专业知识来评判研究的科学性或可行性，则必须吸收和利用相关的专家资源。

加速审查：加速审查（有时称为快速审查）是一个程序，不超过最小风险的研究可以通过这个程序，由研究伦理委员会的某个委员或委员会指定的小组，对项目进行及时审查和批准。有关部门或研究伦理委员会可以制定研究方案，加速审查的操作程序。这些程序应规定如下内容：

▶ 符合加速审查的申请、修改方案及其他要素的类型。

▶ 加速审查所需的委员会成员的最少人数。

▶ 决策状态（如是否要由整个研究伦理委员会确认）。

有关部门或研究伦理委员会，必须制定符合加快审查的标准清单。

进一步审查：在必要时，研究伦理委员会必须对已批准的研究作进一步审查，特别是方案有重大修改时，如需要重新同意，影响到参与者的安全，或其他在研究期间出现的伦理问题。进一步审查还包括研究人员提交的进度报告，以及可能对研究人员遵循已批准方案的监查。

委员会成员资格：研究伦理委员会必须按照文件的形式来构建，其中须规定成员和主席的任命、连任和替换方式。研究伦理委员会成员必须有能力对研究方案提供称职的和全面的审查。委员会通常必须包括医生、科学家和其他专业人士，如研究协调员、护士、律师和伦理学家，以及社区成员或能够代表研究参与者文化价值观的患者团体。理想情况下，一个或多个成员应具有作为研究参与者的经验，因为大家越来越意识到，作为参与者通过个人经验获得的知识，是对疾病和医疗专业知识的有益补充。委员会必须既有男性又有女性。当研究涉及脆弱个体或群体，如涉及囚犯或文盲的研究时，应邀请有关权益团体的代表参加该研究方案的评审会议（见"准则15：涉及脆弱个人和群体的研究"）。委员应定期轮换，因为这样可以使老经验和新视角得以平衡。

研究伦理委员会成员必须定期更新他们关于健康相关研究的伦理学知识。如果委员会没有相关的专业知识以对研究方案进行充分的审查，那么，他们必须咨询具有相当技能或资格的外部人员。委员会必须保存其讨论和决定的记录。

委员会成员方的利益冲突：研究伦理委员会必须提供独立的伦理观点。研究伦理委员会可能面对不仅是财务方面的多方压力，因此，必须有机制来确保其运作的独立性。在其运作过程中，要避免任何不当的影响，合理处理与其相关的利益冲突并尽力使之淡化。研究伦理委员会必须要求其成员向委员会公开其有可能构成利益冲突的利益，否则，他们在评审研究方案时可能会产生偏见。研究伦理委员会必须根据已公开的利益来评估每项研究，并确保采取适当步骤以减轻可能的利益冲突（见"准则25：利益冲突"）。研究伦理委员会可能会收取审查费用，不过，这不构成利益冲突（见"准则25：利益冲突"）。

国家（中央）或地方审查：研究伦理委员会可能由国家机关或地方行政部门、国家（或中央）医学研究委员会或其他机构的支持而创建。在高度集中的行政管理中，国家（或中央）的审查委员会，对研究方案可能既有科学审查，也有伦理审查。在医疗研究不实行集中管理的国家，伦理审查也可以在地方或区域层面进行。研究是经由国家还是地方审查，取决于国家的规模和研究的类型。当地研究伦理委员会的权限，有时可能只限于某个单一的机构内，有时也可能扩展至某个地理区域或系统内所有的开展健康相关研究的机构。

外部资助研究：研究可能由外部资助，这意味着它是由外部组织资助、提供资金，有时，根据与承办社区的合作协议，研究全部或部分由外部组织来开展。外部申办方必须与当地单位合作（见"准则8：研究及其审查中的合作伙伴关系和能力建设"）。如果研究者和申办方计划实施的研究，是在没有研究伦理委员会或伦理委员会缺乏足够培训的地方进行，那么在研究启动之前，他们应根据当地的能力帮助建立和健全此类委员会，并提供研究伦理教育(见"准则 8：研究及其审查中的合作伙伴关系和能力建设")。

外部资助的研究必须在申办方所在地和研究实施地审核。伦理标准应该与申办单位所在的国家一样严格(见"准则 2：在资源贫乏地区开展的研究")。当地伦理委员会必须完全有权反对他们认为不伦理的研究。

多中心研究：有些研究的项目是为在不同的社区或国家的多中心实施而设计的。为了确保研究结果有效，在方法学上，研究须在每个中心以相同的方式进行。不过，各分中心的伦理委员会必须有权调整由申办方或多中心研究中的牵头单位所提供的知情同意书，以使其在文化上更为适宜。

为了避免冗长的程序，单一行政管辖区(州或国家)内的多中心研究，应该只由一个研究伦理委员会审查。在多中心研究的情况下，如果某个当地审查委员会提议要修改原始方案，并确信这样做对于保护研究参与者有必要性，那么，这些修改必须报告给负责统筹和实施整个研究计划的研究机构或申办方。应该确保所有人受到保护，所有基地的研究有效。

理想情况下，审查程序应该协调一致，这可以缩短审查所需的时间，从而加快研究进程。为了协调并保持审查程序的质量，伦理委员会必须制定伦理审查的质量指标。妥善的当地审查，必须对危害风险的增加以及对当地参与者和人群的伤害有敏锐的反应。

免于审查：有些研究可能会免于审查。例如，分析公开获得的数据，或通过观察公共行为而产生的研究数据，以及可以识别个人或群体的数据已被匿名化或编码，这些研究可能会免于审查。如果卫生系统的公职人员以他们官员的身份接受关于公共领域问题的访谈，那么这样的研究也可以免除审查。

监查：研究伦理委员会必须有权监查正在进行的研究。研究人员必须向委员会提供相关信息，允许监查研究记录，特别是关于任何严重不良事件的信息。研究数据分析之后，研究人员必须向研究委员会递交一份最终报告，其中包含该研究发现和结论。

方案的修正、偏离、违背和处罚：在研究期间，研究可能会偏离原来的方案，例如，改变原方案中说明的样本数量或数据的分析。方案偏离必须向研究伦理委员会报告。如果是长期偏离，研究人员可以写一个修正方案。研究伦理委员会必须对偏离的合理与否做出决策。方案违背是指研究偏离原始方案，并明显影响研究参与者的权益和数据的科学有效性。在违背方案的情况下，研究伦理委员会应确保，研究参与者已经得到告知，并已有相应的准备措施，保护参与者的安全和福利。

研究人员可能没有向研究伦理委员会提交研究方案以供审查。若非现行的法规规定了免于审查的具体条件，否则这种疏忽是对伦理标准的明显而严重的违背。

在涉及人的研究中，研究伦理委员会总体上没有权力对违背方案或伦理标准的研究人员实行处罚。不过，委员会如果发现方案违背的情况，或者研究人员有不当行为时，可以中止已批准的研究。委员会必须向申办方、研究机构或者政府主管部门，报告已批准研究项目所存在的严重的、连续不遵守伦理规范的情况。

准则 24:

对健康相关研究应负的公共责任

为了实现健康相关研究的社会价值和科学价值,有必要承担相应的公共责任。因此,研究者、申办方、研究伦理委员会、投资人、编辑和出版商在发表研究及其结果时,有义务遵守公认的出版伦理。

研究人员应该预先注册研究,及时发表研究结果,并分享基于研究结果而得出的数据。所有负面的、不确定的和积极的研究结果均应被发表,或以其他方式向公众开放。凡基于研究的任何成果或报告,均应说明研究获得了哪个研究伦理委员会的授权。

研究者和申办方还应分享从过去的研究获得的信息和数据。

评注

一般考虑:为了使健康研究产生的受益最大化,使以往临床研究中已确认而未公开的危害对未来志愿者的风险得到降低,减少循证决策的偏见,提高研发资源分配与健康干预融资的效能,并增进健康相关研究的社会信任度,研究者、申办方、研究伦理委员会、投资人、编辑和出版商都有义务承担起应负的公共责任。对于所有人来说,尽可能达到预防和治疗疾病、减轻疼痛和痛苦的基本目标,是符合他们的利益的(见"准则 1:科学价值、社会价值以及尊重权利")。在这个努力的过程中,健康相关研究发挥着至关重要的作用,因此,推进造福于所有人的此类研究,也符合社会的利益。与此同时,健康相关研究,给参与者带来了风险和负担,却给研究者和申办方带来了专业或经济上的益处。健康相关的研究只有受到专业人士和公众信任才能发挥良好的作用。而信任的增进,有赖于对研究及其结果承担起应负的公共责任。因此,研究者、申办方、研究伦理委员会、编辑和出版商都有义务对研究承担起应负的公共责任。这些义务包括,预先注册研究(如临床试验注册），发表研究结果，以及分享基于研究的结果。此外，鉴于以往的许多研究结果仍未发表，应优先考虑在注册机构进行追溯性的注册，以便临床医生、患者、申办方和研究人员能够请求公开相关的研究方法和结果。

试验注册：未发表的数据可能包含：有关伤害或不良反应的重要信息，有关失败研究，或不能重新测试的、没有前景的干预的线索，以及有关其他研究人员可以用来提高研究发现质量的信息。研究者和申办方应向公众负责的第一个举措，即是在研究真正开始之前进行注册，从而使其他人能够看到研究的进展情况，并能够在未有研究报告出来的情况下进行查询。

健康相关研究的预先注册能够将报告的数据，与最初设计的试验方案的假设进行比较，有助于确定一个已被测试的假设的试验次数，从而可以在更广泛的背景下理解试验结果。

发表和传播研究成果：对公众应负责任的第二步，是发表和传播研究成果。研究人员有义务公布其涉及人的健康相关研究的结果，并对此报告的完整性和准确性负责。消极的、不确定的以及积极的结果也必须被发表，或者可以其他方式公开获得。在期刊出版物中，所涉各方必须遵守公认的准则，如遵守国际医学杂志编委会（ICMJE）发布的伦理报告。有关资金的来源、机构的隶属关系和利益冲突，也必须在出版物中公开。不符合公认准则的研究报告不得发表。申办方不得阻止研究人员发表不受他们欢迎的研究结果，这样做是限制研究人员的出版自由。研究人员对他们的工作应直接负责，他们不得签署对他们的数据访问、独立分析数据、起草和发表论文的能力有不当影响的协议。研究人员还必须向公众展现他们的工作成果。理想状态是，研究人员应采取措施，促进和加强公众讨论。研究所产生的知识，应该通过在科学杂志上发表或其他渠道，让开展研究的社区可以获得（见"准则 2：在资源贫乏地区开展的研究"）。

数据共享：有充分的理由要共享健康相关研究的数据。负责任地共享临床研究数据符合公共利益，因为据此可以促进安全和有效的临床医疗和公共卫生的服务。共享也促进合理的监管决策，提出新的研究假设，并增加相关的科学知识。为了这些知识的获得，临床试验参与者做出了贡献，临床研究者付出了努力，临床试验申办者也提供了资源。

数据共享需要仔细权衡相互冲突的因素。研究数据共享给各利益相关方带来了风险、负担和挑战，同时也带来潜在的受益。共享数据时，研究人员必须尊重研究参与者的隐私和同意。研究人员需要一个公平的机会，以发表他们的分析结果并在开展研究和收集数据中获得赞誉。而另一些研究人员，他们只需要对并不及时发表的数据进行分析，重复已发表论文中的研究发现。申办方希望保护他们的知识产权和商业机密信息，并允许获得一段时间来评估市场应用情况。所有利益相关方都希望降低共享数据无效分析所带来的风险。

创建负责任的数据共享文化，并共同扶持数据共享的激励措施，是至关重要的。出资者和申办方必须要求获得资助的研究人员共享研究数据并提供适当的共享支持。研究者和申办方必须共享数据，在设计和实施未来研究时，要设置数据共享的要素。研究机构和大学必须鼓励研究人员共享数据。在评审研究方案时，研究伦理委员会应该把研究者和申办方的数据共享记录纳入他们的结题报告中。医学期刊应该要求作者共享已发表研究结果的分析数据集。患者权益组织应考虑把数据共享计划作为资助拨款和促进对其成员研究的标准。世界各地的监管机构应协调统一数据共享的要求和做法。数据共享的风险，可以在不损害共享数据的科学有用性的基础上，通过对共享数据对象及共享条件的控制，来降低数据共享的风险。共享数据的组织应采用数据使用协议，除了采取去识别和数据安全的措施外，在适当的时候，还要遵守补充的隐私保护原则，并委任包括公众在内的独立小组审核数据请求。这些保障措施不得过分妨碍数据的访问。

准则 25：

利益冲突

健康相关研究的首要目标，是以伦理上恰当的方式，产生必要的促进人们健康的知识。不过，研究者、研究机构、申办方、研究伦理委员会和决策者可能有其他的利益（如科学上的褒奖或经济收益），并与研究的伦理行为相冲突。这些健康相关研究的首要目标与次要利益之间的冲突，就被定义为利益冲突。

利益冲突能够影响研究问题和方法的选择，参与者的招募和去留，数据的使用和发表，以及研究的伦理审查。因此，有必要制定和实施相关政策和程序，来识别、减轻、消除或处理这些利益冲突。

研究机构、研究者和研究伦理委员会应该遵循以下步骤：

▷ 研究机构应该制定和实施相关政策和程序，以缓解利益冲突，并对机构成员开展利益冲突的相关教育。

▷ 研究者应确保在向研究伦理委员会递交的材料中，披露可能影响研究的利益冲突。

▷ 研究伦理委员会应该根据已披露的利益冲突，来评估每个项目，并确保当利益冲突发生时，能采取相应的缓解措施。

▷ 研究伦理委员会应该要求其成员，向委员会公开自己的利益冲突，以及在利益冲突发生时的恰当的减缓措施（见"准则 23：建立研究伦理委员会及其审查规范的要求"）。

评注

一般考虑：当某个实质性的风险发生时，有一个或多个利益相关方的次要利益不当地影响到他们的判断，并进而违背或损害研究的首要目标时，就存在着利益冲突。例如，研究人员可能享有研究结果的经济股份，这便造成了经济的利益冲突。鉴于学术研究人员的竞争环境,以及研究的日益商业化,处理利益冲突对于维护研究的科学完整性、保护研究参与者的权益至关重要。本评注首先解释什么是利益冲突,然后讨论如何处理利益冲突。

利益冲突:研究中的不同利益相关方可以有不同类型的利益冲突。

(1) **研究者**:学术的利益冲突,可能出现于研究者或研究团队高年资的成员在研究中过于执著于自己的观点。例如,一位数十年研究 HIV 药物的研究者,在研究中期,当研究结果已经清晰地显现出某种药物的有效性时,他却发现很难早日中止试验;再如,当研究者申请研究经费或需要升职时,可能需要发表令人注目的结果。这些都可能造成专业的利益冲突。

有些研究者也有个人经济利益冲突。例如,研究者有时会因招募研究参与者而获得一些工资或"佣金"。如果这个收入是对他们招募所花费时间的公平补偿,那就不存在内在的利益冲突。不过,工资或"佣金"可能会导致研究人员有意或无意地随意解释研究的纳入或排除标准,从而有可能使参与者面临极度的风险,或者违背研究的科学有效性。这时要特别关注,当研究者同时也是医师时,参与者所处的依赖境地(见"准则 9:有能力给予知情同意的个人"评注中"依赖关系"),以及当临床医生的薪金远远低于研究者的收入时。它也可能导致研究人员强迫符合条件的参与者参加,从而违背或破坏参与者的自愿同意。另外,当研究者或研究团队高年资的研究成员(或其直系家庭成员)拥有公司资助的研究的股权时,经济的利益冲突也可能发生。

(2) **研究机构(大学,研究中心或制药公司)**:研究机构会有声誉和经济上的利益冲突。例如,大学依靠它们的研究声誉来吸引教师、学生或外部资金。有些大学也为员工的发现申请专利。当研究中心得到一个或少数资助商的重大支持(可能涵盖年度资金)时,也可能出现机构的利益冲突。制药公司可能会为获得更长期的专利保护而要加快获得上市许可,或者他们可能会试图淡化新药的不良反应来扩大用药的处方范围。

(3) **研究伦理委员会**:研究人员经常担任研究伦理委员会的成员,这个角色就会出现利益冲突。例如,研究人员可能提交自己的研究方案以供审查,或研究人员可能审查熟识同事的研究,或研究人员认为审查的项目对其所在单位至关重要。当研究伦理委员会成员接受薪水,或者当伦理委员会直接由申办方资助,或所服务的某个机构受到单个或几个申办方支持时,研究伦理委员会也可能有经济利益。

支付给研究伦理委员会(或其运作的所在机构)用于审查研究的费用,如果费用依据通常的政策制定,与审查所需的费用合理相关,而与审查结果无关,那就不存在内在的利益冲突(见"准则 23：建立研究伦理委员会及其审查规范的要求")。

为了评估利益冲突的严重性,并确定适当的管理措施,研究伦理委员会需要判断,申办方或研究者的利益冲突所带来的风险,它是如何不当地违背或破坏研究的伦理性和科学性。这样的判断,既要评估次要利益对参与者权益或研究的科学有效性违背的可能性,也要评估次要利益与利益相关方个人情况的相关度。例如,如果研究者在早期职业生涯中工资收入微薄,那么他们比研究团队的高级研究员更有可能发生严重的学术和经济利益冲突。研究伦理委员会必须在评估利益冲突的严重性时对此做出判断。

一般来说,当某个研究者的行为是出于专业、学术或者经济利益,并极有可能会导致研究结果偏倚或给参与者造成伤害或错误时,那么就会存在潜在的、严重的利益冲突。

利益冲突会不自觉地影响研究人员。例如,在研究中有经济利益的研究人员,可能不会有意地操纵研究结果,但他们的经济利益可能会不自觉地影响其对研究数据的分析和解释。

处理利益冲突：研究中的所有利益相关方,都有责任制定和实施策略和程序,以鉴别、减轻、消除、处理利益冲突。虽然这是大家共同的责任,但是,研究机构在创造机构文化、重视利益冲突、采取适当的措施处理利益冲突方面起着关键的作用。处理利益冲突的措施必须与其严重程度相当。例如,轻微的利益冲突可能通过适当的公开来处理,而较为严重的潜在的利益冲突有时可能需要把研究人员排除在研究团队之外才是妥当的。处理利益冲突的政策和措施须透明,并需积极与受影响者沟通。

(1) **对研究人员和研究伦理委员会进行教育**：提高对利益冲突及其处理重要性的认识,这对制定相应的处理程序和有效的政策至关重要。

(2) **向研究伦理委员会公开利益**：研究者必须向研究伦理委员会,或其他评估和处理此类冲突的机构委员会,公开利益冲突。如果在研究者提交伦理审查的项目中,要求他们把利益冲突作为准备申请材料时必须仔细考量的一个内容,那么,他们很有可能会认识到利益冲突问题。同时,确立和制定规范化的公开利益冲突的表格、相关教育和说明的材料,也有助于让研究人员理解利益冲突,并定期向审查其研究方案的研究伦理委员会报告自己的相关情况。公开利益冲突的表格，应对利益冲突的进行定义，并提供一些例子。它应该帮助研究者理解，利益冲突并不必然是没有资格从事研究，而是要得到妥善处理。当研究伦理委员会有确凿的证据表明，在提交给委员会的材料中存在未被公布的与研究相关的严重利益冲突，应联系研究团队中有明确利益冲突的成员，以获取更多信息。研究伦理委员会也可与其机构中的利益冲突协调员进行协商。

（3）**向参与者公开利益**：研究伦理委员会可以要求研究者或申办方，在获取知情同意的过程和文件中，须向潜在研究参与者公开利益冲突（如股权）。这种公开必须允许潜在参与者来判断利益冲突的严重性。这不只是限于说明"研究的性质和资金来源"，还是知情同意的一个要素（见附录 2）。研究表明，在出现严重利益冲突的情况下，由独立于研究团队的医疗专业人员提供知情同意，并给潜在参者以充足的时间考虑，这样的公开才最有效。

（4）**缓解冲突**：研究伦理委员会可以考虑采取一系列其他措施，来缓解或处理利益冲突，而不只是将这些利益冲突向潜在参与者公开。例如，在适当情况下，研究伦理委员会可以要求研究团队中某个非设计知情同意的非核心成员，去获取潜在参与者的知情同意。研究伦理委员会也可以要求限制有严重利益冲突的人员参与研究。例如，某个有重大利益冲突的研究人员，可能只是某个专项任务所需的专家，他可以只作为合作者或顾问参与进来，而不是作为主要研究者或共同研究者参与研究。此外，研究伦理委员会可以要求，对那些出于专业的需要、必须由重大利益冲突研究人员完全参与的研究，可能需要对研究进行独立的监督和审查。在重大利益冲突无法充分缓解的情况下，研究伦理委员会可以决定不批准研究。研究伦理委员会本身也必须采取类似的措施，来鉴定、减轻和处理委员会成员的利益冲突。必要时，研究伦理委员会可以要求有重大利益冲突的成员退出研究伦理委员会的讨论和决策（见"准则 23：建立研究伦理委员会及其审查规范的要求"）。

附录 1

涉及人的健康相关研究
方案内容（或有关文件）

所涉相关研究/项目的内容包括以下几点：

1. 研究的名称。

2. 通俗易懂（用非专业性语言写成）的研究概况。

3. 清楚说明研究的依据，其在促进和满足研究所在国家/人口需求方面的重要性。

4. 研究者对研究所引发的伦理问题和思考的观点，以及可能的话，提出相应的处理方法。

5. 概括总结所有过去该研究主题的文献（文献综述），既包括研究者和申办方了解的该主题未发表的研究结果，以及已发表的研究结果，也包括该主题的动物研究、临床前和临床研究的类型、规模和相关性（见准则 4）。

6. 声明将遵守本准则的所有原则。

7. 说明研究方案以往提交的伦理审查情况。

8. 研究基地简介，包括能够充分确保研究安全有效实施的设施信息，以及该国或地区的相关人口统计学和流行病学资料。

9. 申办方的名称和地址。

10. 主要研究者和其他研究者的姓名、地址、所属机构、资质及研究经验。

11. 试验或研究的目的、研究假设或研究问题、研究的假定条件及其变量（见准则 1）。

12. 研究设计详述。在临床对照试验中应包括但不限于说明，治疗组的分配是否随机化（包括随机化的方法），以及研究是采用盲法的（单盲、双盲）还是开放的（见准则 5）。

13. 完成研究目的所需的研究参与者人数，及其统计学依据。

14. 潜在参与者的纳入或排除标准，须说明以年龄、性别、社会经济因素、其他理由作为排除标准的合理依据(见准则 3)。

15. 当研究参与者涉及儿童青少年、无法给予知情同意的或脆弱的个人及群体时,需要说明研究的正当理由,以及如何使他们风险最小化的具体措施(见准则 15、16、17)。

16. 招募方式(如刊登广告),以及招募过程中保护隐私和保密性的措施(见准则 3)。

17. 说明和解释所有的干预措施(施行治疗的方法,包括所使用的试验产品和对照产品的给药途径、剂量、剂量间隔及疗程)。

18. 研究过程中不使用或撤回标准疗法的计划及正当理由,包括由此给受试者带来的风险(见准则 4、5)。

19. 研究中任何其他可能提供、允许、禁忌的治疗措施(见准则 6)。

20. 临床和实验室检测及其他将要实施的检测。

21. 将要使用的标准化的病例报告表、记录治疗反应的方式(说明和评估测量的方法和频率)、随访流程,以及所提议的衡量治疗中参与者依从程度的方法(若适用)。

22. 参与者可能被撤出研究或临床试验的规则或标准,以及(在多中心试验中)单个中心关闭。或研究中止的规则或标准。

23. 记录和报告不良事件或不良反应的方法,以及应对并发症的预案(见准则 4、23)。

24. 已知或预知的不良反应风险,包含每一项提议的干预所带来的风险,及试验药物、疫苗或程序的风险(见准则 4)。

25. 研究对参与者和其他人的潜在个人受益(见准则 4)。

26. 研究对公众的预期受益,包括研究可能产生的新知识(见准则 1、4)。

27. 当所实施的研究对人身伤害的风险大于最小风险值时,须提供为这些伤害治疗的详细计划,包括如保险的覆盖范围、是否为治疗提供支付,以及与研究相关的残疾和死亡的赔偿计划(见准则 14)。

28. 继续提供试验中已证明显著益处的规定,要指明具体的提供方式,提供持续医疗所涉及的各方和负责承担费用的组织,以及持续的时间(见准则 6)

29. 涉及孕妇的研究,如合宜的话,应制定监测妊娠结果的计划,监测内容包括母亲的健康状况,以及孩子的短期和长期的健康状况(见准则 19)。

30. 拟获取个人知情同意的方法,以及计划向潜在参与者传达信息的程序,包括负责获取同意的人员的姓名和职位(见准则9)。

31. 当潜在的受试者无能力给予知情同意时,可从正式授权的相关人员那里获得许可,或者,当受试者是儿童,并且已经能充分理解知情同意书的内容,但却未达到签署知情同意书的法定年龄时,则应让其了解在其同意或赞同(assent)的同时,还要获得其父母方、法定监护人或正式授权代表的许可(见准则16、17)。

32. 说明对潜在参与者参加研究的经济的、其他的刺激或激励,例如,给受试者的现金、礼物,或免费的服务或设施,并且还要说明由参与者承担的经济义务,如支付医疗服务。

33. 向受试者传达相关信息的计划、程序,以及负责人员,这类信息或由该研究提出(如伤害或受益),或是其他同类主题的研究提供,它们会对参与者继续参加试验的意愿产生影响(见准则9)。

34. 告知参与者研究结果的计划。

35. 保护个人数据保密性和尊重隐私的规定,包括把预防措施落到实处,以防在未征得受试者同意的情况下,将其个人遗传检验的结果透露给其直系亲属(见准则4、11、12、24)。

36. 有关如何对个人身份建立编码(如有)、将在何处保存这些编码,以及在紧急情况下会由谁、怎么来解码的信息(见准则11、12)。

37. 任何可预见的个人数据或生物材料的进一步用途(见准则11、12)。

38. 描述研究所用的统计分析方法,包括中期分析方案(如有),以及必要时提前中止整个试验的标准(见准则4)。

39. 对研究或试验的药物或其他干预,制定持续安全监测计划,以及在合适时,为此任命一个独立的数据监察(数据和安全监察)委员会(见准则4)。

40. 研究方案中列出引用的参考文献。

41. 研究资金的来源及数额:赞助研究的组织,以及赞助方对该研究机构、研究者、研究参与者,以及相关社区的资金投入的详细说明(见准则25)。

42. 对影响主要研究者和其他研究人员判断力的经济的或其他利益冲突的处理安排:告知本机构的利益冲突委员会存在的利益冲突情况;由该委员会向伦理委员会传达相关信息的细节;由伦理委员会决定哪些信息有必要告诉受试者(见准则25)。

43. 如在资源贫乏地区开展研究,须说明赞助方将为东道国的科学、伦理审查、和健康相关研究的能力建设起到什么作用,并且确保这些能力建设的目标是符合当地的价值，并是参与者和社区所期望的（见准则 8）。

44. 提交给伦理委员会的研究方案应当包含一份社区（持续）参与计划，并描述对社区参与活动目前有哪些可资分配的资源。这份文字材料必须说明，哪些是已经完成的，哪些是计划完成的，将在何时、由谁来明确地划定研究社区，并使之在研究过程中始终积极参与，同时也确保与社区相关的研究能被接受。如果可行的话，社区应参与到研究方案和文件的讨论和准备中来（见准则 7）。

45. 尤其当研究由企业赞助时，必须有协议规定谁有权发表研究结果，并且规定谁有强制性的义务配合主要研究者起草用于发表研究成果的报告，并最终向主要研究者递交该报告（见准则 24）。

46. 当研究结果不理想时，能确保该结果仍会以发表或报告给药监注册部门的方式而让大家获得（见准则 24）。

47. 某些领域（如流行病学、遗传学和社会学）的研究结果发表，可能对社区、社会、家庭、其他种族/族群的利益存在风险，这时需提供发表以及如何减少这种风险的计划，在研究期间和之后，尤其要维护好保密性，并且以尊重所涉各方利益的方式发表研究数据（见准则 4）。

48. 要有一份声明表示，一旦有证据表明数据造假，将按照申办方的政策，采取适当措施，处理这些不能容忍的行为。

附录 2

获得潜在研究受试者
知情同意的基本信息

在征询某人参与研究的同意之前,研究人员必须以此人能够理解的语言或其他交流形式提供以下信息(见准则 9):

1. 研究目的和方法,研究者和参与者所需完成的研究程序,以及对该研究不同于常规医疗护理的解释(见准则 9)。

2. 个人是受邀参加研究的,其适合该研究的依据,以及参与是自愿的(见准则 9)。

3. 个人可以拒绝参加研究,并且可以随时退出而不会遭受任何惩罚或丧失其应获得的受益(见准则 9)。

4. 个人参与研究的预期持续时间(包括到访研究中心的次数、持续时间和所需花费的总时间),以及提前终止试验或个人参与的可能性。

5. 为了给个人参与研究以回报,是否提供金钱或其他形式的物质利益,如果是,那么应当告知类型和金额,并且告知,个人参与研究所花费的时间,以及其他因研究造成的不便,将以金钱或非金钱的方式得到适当补偿(见准则 13)。

6. 研究完成后,若参与者希望获知研究总的结果,他们会被告知结果。

7. 当涉及挽救生命的信息,以及涉及重大健康问题的、有临床直接应用意义的数据时,不论是在研究期间、研究结束之后,还是在收集参与者生物样本和健康相关数据之时,都将告知受试者(见准则 11)。

8. 如产生未要求获得的研究发现,将公开(见准则 11)。

9. 受试者有权按其需要使用研究期间获得的临床相关数据(除非研究伦理委员会已批准临时或永久不公开数据,在这种情况下,参与者应该被告知不公开的原因)。

10. 研究干预给相关个人(或其他人)所带来的痛苦和不适、已知的风险和可能的危害,包括对参与者直系亲属的健康或福祉的风险(见准则 4)。

11. 任何对参与者因参与研究而可能获得的临床受益(见准则 4、9)。

12. 研究对社区或整个社会的预期受益,或对科学知识的贡献(见准则 1)。

13. 研究后如何向医疗护理过渡的安排,能够何种程度上接受试验后的有益研究干预措施,以及他们是否会支付费用(见准则 6、9)。

14. 在监管部门批准之前,如果他们继续获得研究干预的话,有接受未注册干预措施的风险(见准则 6)。

15. 任何目前可用的替代干预措施或疗程。

16. 可能从研究本身或其他来源发现的新信息(见准则 9)。

17. 对确保尊重参与者隐私、尊重可识别参与者身份文件的保密性作出规定(见准则 11、22)。

18. 研究者保密能力在法律或者其他方面的限制,以及违反保密性的可能后果(见准则 12、22)。

19. 研究的申办方、研究者的机构隶属关系、研究经费的类型和来源,研究者、研究机构和研究伦理委员会存在的利益冲突,及处理冲突的措施(见准则 9、25)。

20. 研究者是否仅为一个研究人员,还是既是研究人员,又是参与者的医生(见准则 9)。

21. 研究者在研究期间和之后为受试者的健康需求提供医疗护理的责任范围(见准则 6)。

22. 为特定研究造成的损伤,或与研究相关的并发症提供的免费治疗和康复,应该告知此类医疗护理的类型、持续时间,以及提供医疗服务或组织的名称,还应告知此类治疗的费用是否存在不确定性(见准则 14)。

23. 将以何种方式、由哪个组织,为此类伤害所导致的残疾或死亡,给受试者、受试者家属,或者被监护人提供赔偿(或者明确指出没有提供此类赔偿的计划)(见准则 14)。

24. 在受邀参加研究的潜在参与者的所在国,其获得补偿和赔偿的权利是否从法律上得到保障。

25. 研究伦理委员会已经批准或审核了研究方案(见准则 23)。

26. 受试者将被告知,如果发生方案违背的情况,安全和福利将如何得到保护(见准则 23)。

在特定情况下,研究人员在征询个人参与研究的同意之前,必须以能够理解的语言或其他交流形式提供以下信息:

1. 就对照试验而言，要说明研究设计的特点（如随机化、双盲），在研究完成或者破盲之前，研究人员不会告知分配给参与者的治疗方式。

2. 是否所有的重要信息都会告知，如果不是，则要询问他们是否同意接受不完整的信息，并告知在分析研究结果之前提供全部信息，同时，会给予参与者撤回在研究期间收集的数据的可能性（见准则 10）。

3. 关于使用基因检测结果和家族遗传信息的政策，以及如何落实预防措施，以防在未获得参与者同意时，其基因检测结果向直系亲属或其他人（例如保险公司或雇主）披露（见准则 11）。

4. 参与者的医疗记录，以及临床医疗中摘取的生物标本，在研究中直接使用或二次使用的可能性。

5. 生物材料和健康相关数据的收集、储存和使用，要获取广泛的知情同意，其中应说明：

（1）生物样本库的目的、储存条件和期限。

（2）访问生物样本库的规则。

（3）捐赠者联系生物样本库保管员的方式，并可以随时了解未来的使用情况。

（4）生物材料的可预期用途，无论仅限于已经完全确定的研究，还是扩展至若干全部或部分未确定的研究，均须说明。

（5）此类用途的预期目标，是否是仅用于基础研究或应用研究，还是具有商业目的的研究，受试者是否将从生物标本研发出的商业产品中，获得金钱或其他的受益。

（6）未请求的研究发现的可能性及其处理措施。

（7）为保障保密性，将采取的安全措施及其局限性，在研究结束时，样本是否有销毁的计划，如果不销毁，是否有储存的详细安排（储存在何处、如何储存、储存多长时间，以及最终的处理措施）和可能的未来用途，对此，受试者有权决定未来的使用、拒绝储存和销毁生物材料（见准则 11、12）。

6. 当育龄妇女可能参与健康相关研究时，需告知有关可能的风险，如果她们在研究期间怀孕，研究可能给其自身（包括未来的生育能力）、妊娠、胎儿和后代的风险；要确保她们可以获得妊娠检查、有效的避孕方法，以及在可能的致畸或致突变的干预之前，获得安全合法的人工流产保障。如果有效的避孕和（或）安全的人工流产不可得，且在替换其他研究地点不可行的情况下，则须向妇女提供以下信息：①意外怀孕的风险；②人工流产的法律依据；③减少不安全人工流产和相应并发症的危害；④当怀孕没有被终止时,对她们自己的、婴儿和儿童的健康进行医疗随访的保障,以及告知在胎儿或婴儿异常情况下,通常很难确定因果关系(见准则 18、19)。

7.　当涉及孕妇和哺乳期妇女时,须告知参与健康相关研究给她们自身、怀孕、胎儿及其后代带来的风险;所采取的潜在个人受益最大化和风险最小化的措施;有关风险的证据可能是未知的或有争议的,而且通常很难对胎儿或婴儿的异常确定因果关系(见准则 4、19)。

8.　当研究涉及处于身不由己地位的灾难受害者时,要说明研究与人道主义援助之间的区别(见准则 20)。

9.　当研究在网络环境中进行,并有可能使用涉及潜在脆弱人群的在线或数据工具进行研究时,要告知保护他们数据的隐私和安全的控制措施;所采取措施的局限性,以及即使安全措施落实到位也可能存在的风险(见准则 22)。

附录 3

负责本次修订的 CIOMS 工作小组名单

主席(Chairman)

Johannes JM van Delden 荷兰乌得勒支大学(Utrecht University)医学院的医学伦理学教授,在朱利叶斯健康中心(Julius Center for health sciences)主管教育。发表论文 200 多篇,合著 3 本著作。他曾是国际生命伦理协会(International Association of Bioethics)的秘书。作为一名医学伦理学教授,他在乌得勒支大学医学中心(University Medical Center Utrecht)建立起了一支具有极强学术背景的队伍,专注于伦理、临终道德以及老年关怀的道德方面的研究。他目前是联合国教科文组织的国际生命伦理委员会(International Bioethics Committee)的主席,也是 2011 - 2016 年国际医学科学组织委员会(CIOMS)的主席。

秘书(Secretary)

Rieke van der Graaf 生命伦理学助理教授,就职于乌得勒支大学医学中心朱利叶斯中心的医学人文学院。研究方向:临床研究中弱势群体的纳入,关怀与研究的结合,创新研究设计的伦理规范。目前在乌得勒支大学医学中心教授医学伦理学,担任该中心的医院伦理委员会委员逾 10 年之久,还是该中心的研究伦理委员会成员之一。担任 CIOMS 准则修订工作组的秘书工作。

成员(Members)

Anant Bhan 一名受过专业培训的医生,获多伦多大学生命伦理学硕士学位。研究领域为基于印度的生命伦理学和全球卫生与健康政策。印度芒格洛尔的耶尼泊雅大学(Yenepoya University)客座教授。曾为多个非政府组织以及印度的一家公共卫生政府培训机构工作,同时也在一项由多伦多大学主导的《生物技术在卫生领域的伦理、社会和文化问题》项目中担任顾问。在全球公共卫生及生命伦理学领域,有大量的成果发表于各类国内及国际医学期刊,还在大众传媒中有卓越贡献。在全球卫生、研究方法论、研究伦理学以及公共卫生伦理学领域的培训中有着丰富的经验和资源,兼任印度国内外多所教育机构的客座教师。学术兼职:《公共卫生伦理学》(Public Health Ethics,牛津大学出版社的季度刊物,www. phe. oxfordjournals. org)编委;《亚洲生命伦理学评论》(Asian Bioethics Review, http://www. asianbioethicsreview. com)国际顾问委员;美国国立卫生研究院的艾滋病预防试验网络(http://www. hptn. org/hptnresearchethics. htm)伦理工作组成员;4 个印度的伦理委员会委员(并在其中两个委员会中担任主任委员);多个期刊、会议科学委员会以及国际经费比赛的评委;《研究中的生命伦理学全球论坛》(Global Forum on Bioethics in Research)指导委员会成员;国际生命伦理协会(International Association of Bioethics)理事会成员。

Eugenijus Gefenas 维尔纽斯大学(Vilnius University)医学院医学历史及伦理学学院的教授及主任,立陶宛生命伦理委员会主任。1983 年毕业于维尔纽斯大学医学院,1993 年获得了哲学、社会学与法学所医学伦理学博士学位。在维尔纽斯大学医学院教授生命伦理学时,与来自美国克拉克森大学(Clarkson University)的同事合力主持了中欧东欧地区的研究伦理高级认证项目(Advanced Certificate Program in Research Ethics in Central and Eastern Europe)。社会兼职:欧洲生命伦理委员会议会(Council of Europe Committee on Bioethics)成员之一,并担任了该委员会 2011—2012 年间的主席;2015 年被选为联合国教科文组织的政府间生命伦理委员会(Intergovernmental Bioethics Committee,IGBC)主席。研究领域:涉及人的研究的伦理及政策制定问题,转型社会下的卫生保健。

Dirceu Greco 巴西贝洛奥里藏特(Belo Horizonte)米纳斯吉拉斯联邦大学(Federal University of Minas Gerais,UFMG)医学院传染病及生命伦理学教授,于 UFMG 获得医学博士学位。学术兼职:传染病和寄生虫病团队主任(2009—2011),UFMG 大学医院中心的临床研究部协调员(2005—2010),巴西研究伦理委员会(CONEP)成员(2007—2010),巴西艾滋病委员会(卫生部)成员。研究领域:传染病和寄生虫病,生命伦理学,公共卫生学和临床免疫学。他参加了若干工作组,这些工作组制定了有关艾滋病毒/艾滋病和结核病的伦理、预防、护理和治疗的国家/国际准则;经常为多个国家/国际机构担任临时顾问,如巴西艾滋病计划、WHO、国际药品采购机制、艾滋病规划署、CIOMS 和 WMA。2010—2013 年，他领导过性病、艾滋病和病毒性肝炎部门（卫生监管秘书处，卫生部，巴西）。

David Haerry　自 1996 年以来一直是一名治疗作家和会议记者。他正参与创建一个关于艾滋病患者旅行和旅舍限制的数据库。其他社会兼职：自 2007 年以来，一直参与医疗卫生从业人员的教育项目；自 2015 年起，担任瑞士传染病教育学术基金会 SAFE‐ID 的秘书长；是 EUPATI‐IMI 项目的工作包联合负责人和执行委员会成员，参与了多个欧洲和全球的研究组织和研究合作，包括 ENCePP 指导小组；是欧洲药品管理局的患者和消费者工作组的联合主席；自 2004 年以来，担任了欧洲艾滋病治疗组织 EATG 的各项职位；自 2005 年以来，一直参与 HIV 和 HCV 药物的开发。研究领域：个性化医疗，风险沟通，药物警戒，观察性研究，生物医学预防和消灭艾滋病的研究。自 1986 年以来，他一直是 HIV 携带者。

Bocar A. Kouyaté　布基纳法索（Burkina Faso）卫生部高级顾问，也是布基纳法索国家复兴与发展中心（CNRFP）的研究员。是一名受过专业培训的医生，拥有公共卫生博士学位。在布基纳法索的卫生系统中担任过各种工作，从地区卫生干事到中级职位如省级卫生主管，并在 1983—1998 年间担任卫生部秘书长。1989—2009 年，是布基纳法索两个研究中心的主任（布基纳法索国家研究中心和随后的帕鲁迪姆国家研究中心）。2003—2007 年期间曾担任国家卫生研究伦理委员会（CERS）成员，并于 2008—2013 年间担任 CERS 主席。在研究、研究管理、能力发展和培训，特别是在卫生系统、研究伦理和疟疾方面具有相当丰富的经验。研究领域：如何发展可持续的研究能力和合适的研究环境，如何将研究转化为政策和实践。

Alex London　博士，卡内基梅隆大学的哲学教授、伦理与政策中心主任。黑斯廷斯中心（Hastings Center）研究员，就生命伦理及伦理理论中关于不确定性、风险、公平、平等和正义的问题撰写了大量文章。联合编写了《现代医学中的伦理问题》（*Ethical Issues in Modern Medicine*），该书成为医学伦理中使用最广泛的教材之一。曾获卡内基梅隆大学迪特里希人文社科院（Dietrich College of Humanities and Social Sciences）的杰出教学和教育服务奖（Elliott Dunlap Smith Award for Distinguished Teaching and Educational Service）。社会兼职：2016 年，被任命为美国国家科学院、工程和医学学院（前医学研究所）的埃博拉疫情（2014—2015 暴发期）临床试验委员会成员；自 2007 年以来，一直是艾滋预防试验组织的伦理工作组成员；在多个国家和国际组织的咨询中担任伦理专家,这些组织包括美国国立卫生研究院、世界卫生组织、世界医学协会和世界银行。

Ruth Macklin　博士,阿尔伯特·爱因斯坦医学院(位于美国纽约州布朗克斯区)的杰出名誉教授(生命伦理学,流行病学和人口健康系),美国国家医学院院士。在专业期刊和学术书籍中发表了 270 多篇文章,内容涉及生命伦理学、法律、药学、哲学以及社会学,同时还为大众杂志和报纸供稿。主编或参编了 13 部著作,包括《致命选项》(*Mortal Choices*,1988)、《反对相对主义》(*Against Relativism*,1999)和《医学研究在发展中国家的双重标准》(*Double Standards in Medical Research in Developing Countries*,2004)。社会兼职:1999—2001 年,担任国际生命伦理协会(International Association of Bioethics)主席;曾任世界卫生组织和联合国艾滋病规划署的顾问和指导;2005—2008 年,担任美国疾控预防中心的外部伦理委员会主席。

Annette Rid　伦敦国王学院全球卫生与社会医学系的生命伦理学与社会高级讲师,黑斯廷斯中心(Hastings Center)研究员。先后在德国、瑞士和美国接受了医学、哲学和生命伦理学相关培训。研究领域:研究伦理、临床伦理以及卫生与卫生保健的公正性。在医学杂志 *Lancet*、*JAMA* 和生命伦理学杂志《医学伦理学杂志》《生物伦理学》上发表了大量文章。曾担任 WHO 和 WMA(世界医学协会)顾问,并在多个科学和咨询委员会任职。在伦敦国王学院,她共同指导设立了新的生命伦理与社会硕士项目。

Rodolfo Saracci　医学博士,拥有内科和医学统计学专业学位。英国公共卫生学院的研究员。在里昂的世卫组织国际癌症研究机构(IARC),先后担任了分析流行病学的工作人员和主任,这一过程中,他逐渐发展成为慢性病领域的流行病学专家,并主攻癌症。1982—2005 年,担任 IARC 伦理审查委员会主席,在此期间,他积极参与 CIOMS 各项生物医学伦理的项目,是 2002 年版 CIOMS 伦理准则的起草组成员之一,并且联合起草了流行病学的国际伦理准则(2009 年)。

Aissatou Toure　博士,达喀尔(Dakar)巴斯德研究所研究员、免疫学部负责人。研究领域:疟疾免疫,伦理学。社会兼职:自 2003 年以来,一直是塞内加尔国家卫生研究伦理委员会的成员;2012 年以来,是 CIOMS 国际伦理准则(2002)的修订工作组成员之一;2006—2013 年,任 UNESCO 国际生命伦理委员会成员,参与了各类生命伦理主题的报告;埃博拉疫情暴发期间,受命参加了 2014 年 WHO 成立的工作组,该工作组旨在为埃博拉危机引发的具体伦理问题提供建议；参与制定 WHO 关于传染病暴发处理的伦理指南；此外，还定期参加各类国家及国际层面的伦理能力建设活动。

顾问（Advisors）

Abha Saxena（WHO）　麻醉专家，也是一名受过专业培训的疼痛和姑息治疗专家。2001 年自印度新德里加入 WHO 的研究政策部门，在该部门工作期间，她重建了 WHO 的研究伦理审查委员会（WHO ERC），并且制定了该委员会的规范和标准，以及研究伦理领域的培训工具。目前作为协调员，她领导全球卫生伦理小组，向会员国和世界卫生组织提供伦理问题上的专业意见。该职能确保在制定和实施卫生政策和研究活动时纳入伦理方面的考量，并有助于就伦理问题达成全球共识和协调伦理标准。她的作用是向世卫组织各部门（伦理诊所）提供咨询意见，特别是通过联合国的机构间的生命伦理委员会促进与其他国际组织的伙伴关系；担任国家伦理委员会全球首脑会议的常设秘书，促进与国家伦理委员会合作；促进与非政府组织和所有相关合作伙伴的合作。她负责指导 WHO 伦理指导和工具的制定和传播，以及管理以下 3 个机构间的合作：WHO 全球生命伦理合作中心网络，WHO 伦理审查委员会秘书处，以及公共卫生伦理咨询小组。更多信息，请访问 http：//www. who. int/ethics/en/

Dafna Feinholz Klip（UNESCO）　生命伦理学硕士（西班牙马德里的孔普卢腾斯大学），心理学博士（墨西哥 UIA）。墨西哥国家围产期病学研究所生殖流行病学院主任，兼任墨西哥卫生部妇女健康项目研究和规划办主任。其他任职：先后担任墨西哥卫生部国家人类基因组委员会的学术协调员和国家生命伦理委员会的执行主任，为国家生命伦理委员会取得了更加独立的法律地位，为研究伦理委员和临床生命伦理委员会起草了第一份国家准则，不断培训委员会成员，她在议会推动的立法内容目前已经生效，以求合法地建立并且区分这两类委员会；是 FLACEIS（拉丁美洲卫生研究的伦理委员会论坛）的创始人，曾任该论坛主席（2000—2006 年）；为 TDR－WHO 国际专家组特邀成员，起草和翻译了伦理委员会的操作指南；政府间生命伦理委员会会议的墨西哥代表，讨论了 UNESCO 的世界生命伦理与人权宣言；自 2009 年 9 月以来，担任 UNESCO 社会和人类科学部门的生命伦理分部主任，在任期间，指导了各类活动，旨在加强会员国应对生命伦理难题的能力，以及为前沿科学、新兴技术及其在可持续发展方面的应用，发现其中的伦理、法律和社会问题。

Urban Wiesing（WMA）　1958 年生于阿赫伦/韦斯特夫（德国），在明斯

特和柏林学习医学、哲学、社会学和医学史。1987 年获医学博士,1995 年荣获哲学博士。1985—1988 年担任麻醉科医生和内科医生。1988—1998 年担任明斯特大学医学理论与历史研究所助理,获得教授资格后于 1993 年担任医学理论和历史讲师。自 1998 年起担任图宾根大学医学伦理学教授兼系主任,后担任图宾根大学医学史研究所所长。2004—2013 年任联邦医师协会的中央伦理委员会主席。

Hans-Joerg Ehni(轮值,WMA)　图宾根大学伦理与医学史研究所副所长,具有哲学背景。研究领域:涉及人类受试者的生物医学研究的伦理和衰老的伦理,特别是针对衰老过程中和延长寿命的新型生物医学干预的伦理和促进健康老龄化的政策。巴登-符腾堡州联邦医师协会的研究伦理委员会成员

Carel IJsselmuiden(卫生研究促进发展理事会,COHRED)　医生、流行病学家、公共卫生从业者、学者和社会企业家,拥有比利时、荷兰、南非和美国大学的相关资质。在偏远地区的医学和公共卫生领域工作了 7 年,在城市周边、城市卫生保健、艾滋病防控和环境卫生管理等领域工作了 4 年,担任南非约翰内斯堡卫生部副医疗干事。1995—2004 年,担任比勒陀利亚大学社区卫生系的教授兼系主任,后于 1999 年在该校带头成立"卫生系统和公共卫生学院"院长,2004 年,担任 COHRED 的执行董事。兼任 COHRED 常委、COHRED(美国)的理事长和 COHRED(非洲)常委。在研究、营养、免疫、环境卫生、研究能力建设、全球公共卫生教育和国际间合作卫生研究的伦理等领域发表多篇论文。作为社区服务的一员,他是 Elim 护理工作组织(Elim Care Group Project)的负责人,该组织是南非北部的一个关于卫生和发展的非政府组织。他还担任了南非亚历山德拉镇的残障儿童中心(Nokuthula)理事会成员,并且向中低等收入国家提供战略性研究和创新发展的支持。他拥有南非和荷兰双重国籍,曾在非洲、欧洲、美国和加勒比地区工作和生活。

观察人员

Ingrid Callies　弗吉尼亚大学法学硕士,巴黎笛卡尔大学博士。纽约州律师成员,生命伦理学家。她在法国制药工业协会 Leem(www. leem. org)担任伦理主任和"伦理准则管理局委员会"(Codeem)的协调员。此前,她在巴斯德研究所担任伦理顾问,曾就职于法国国家艾滋病和病毒性肝炎研究机构,并在霍根-哈森律师事务所(Hogan & Hartson LLP)做过律师,该事务所现更名为霍根-洛弗尔斯(Hogan Lovells)。她参与了爱思唯尔

(Elsevier)国际社会与行为科学百科全书的编撰工作,承担了研究伦理这一部分的联合编辑。她还参与了一些重大的研究项目,包括白质治疗(LeukoTreat,一个关于脑白质营养不良的欧洲合作项目)和 Satori(呼吁利益相关方共同参与到研究与创新的伦理评估中去)。

附录 4

评论员名单

	机构/组织	国家	姓氏	名字
1		巴西	Neto	Sodre
2	Areteva 公司,诺丁汉 Areteva，Nottingham	英国	Corfield	Julie
3	临床研究专业协会,亚历山大市,弗吉尼亚州 Association of Clinical Research Professionals，Alexandria，VA	美国	Kremidas	Jim
4	加勒比地区的公共卫生机构伦理委员会 Caribbean Public Health Agency Research Ethics Committee		Roopchand-Martin	Sharmella
5	生命伦理中心,家庭和人 Centro de Bioética，Persona y Familia	阿根廷	Pucheta	Leonardo
6	CIOMS,前理事长,日内瓦 CIOMS，Former President，Geneva	瑞士	Vallotton	Michel
7	CIOMS,高级顾问,日内瓦 CIOMS，Senior Adviser，Geneva	瑞士	Fluss	Sev
8	哥斯达黎加圣何塞大学医学院科学伦理委员会 Comite Etico-Cientifico，Universidad de Ciencias Médicas de Costa Rica	哥斯达黎加	Vargas	Jorge Quesada

	机构/组织	国家	姓氏	名字
9	达尔豪斯大学,哈尔法克斯 Dalhousie University, Halifax	加拿大	Baylis	Francoise
			MacQuarrie	Robyn
10	达尔豪斯大学 Novel 技术伦理学,哈利法克斯 Novel Tech Ethics, Dalhousie University，Halifax	加拿大	Petropanagos	Angel
11	生命伦理学部,国立卫生研究院,贝塞斯达,马里兰 Department of Bioethics, National Institutes of Health，Bethesda，Maryland	美国	Millum	Joseph
			Wendler	David
			Grady	Christine
12	灾害伦理学,行动研究伦理学工作小组,都柏林 Disaster Bioethics COST Action，Research Ethics Working Group, Dublin	爱尔兰	O'Mathúna	Dónal
13	纽约大学医学院医学伦理学部,纽约 Division of Medical Ethics，NYU Medical School，New York	美国	Curry	David
14	礼来公司,印第安那 Eli Lilly and Company，Indianapolis，Indiana	美国	Van Campen	Luann
15	医学科学和研究、医学院和研究生院(PGIMSR) ESIC Medical College and Postgraduate Institute of Medical Sciences and Research（PGIMSR）	印度	Gopichandran	Vijayaprasad
16	经济和社会研究委员会(ESRC), 西北博士培训中心(NWDTC),曼彻斯特 Economic and Social Research Council（ESRC）North West Doctoral Training Centre（NWDTC），Manchester	英国	Chiumento	Anna

（续表）

	机构/组织	国家	姓氏	名字
17	欧洲研究伦理委员会组织,布鲁塞尔 European Network of Research Ethics Committees（EUREC）, Brussels	比利时	Doppelfeld	Elmar
18	Facultad de Ciencias Médicas, Universidad Nacionalde Rosario, Rosario	阿根廷	Diaz	María del Carmen
19	本哈大学医学系,本哈 Faculty of Medicine Benha University, Banha	埃及	Elgndy	Ibrahim
20	药学院,伦敦 Faculty of Pharmaceutical Medicine, London	英国	Cottam	Ben
21	拉丁美洲社会科学学院,布宜诺斯艾利斯 FLACSO Argentina, Buenos Aires	阿根廷	Luna	Florencia
			Mastroleo	Ignacio
			Melamed	Irene
22	GADOR SA 医药公司,布宜诺斯艾利斯 GADOR SA, Buenos Aires	阿根廷	Roldán	Emilio
23	印度医学研究理事会,新德里 Indian Council Medical Research（formerly Deputy DG）, New Delhi	印度	Kumar	Nandini
24	国际生物及环境样本库协会（ISBER）,温哥华 International Society for Biological and Environmental Repositories（ISBER）, Vancouver	加拿大	Terris	Adam
25	无国界医生伦理委员会,日内瓦 Médecins Sans Frontières, Ethics Review Board, Geneva	瑞士	Schopper	Doris
26	长崎大学,长崎 Nagasaki University, Nagasaki	日本	Koonrungsesomboon	Nut

	机构/组织	国家	姓氏	名字
27	国家卫生生命伦理委员会 National Bioethics Commission on Health	厄瓜多尔	Pacheco-Bastidas	Víctor
28	国立放射科学研究所，富士虎之门骨科医院 National Institute of Radiological Sciences，Fuji Toranomon Orthopedic Hospital	日本	Kurihara	Chieko
29	英国国家健康研究局，伦敦 NHS Health Research Authority，London	英国	Collett	Clive
30	诺华医药公司 Novartis	瑞士	Maman	Marianne
31	诺和诺德公司，哥本哈根 Novo Nordisk A/S，Copenhagen	丹麦	Zdravkovic	Milan
32	隆德里纳生命伦理学中心，巴拉那 Núcleo de Bioética de Londrina-Londrina，Parana	巴西	Diniz	Nilza
33	纳菲尔德生命伦理学理事会 Nuffield Council on Bioethics	英国	Whittall	Hugh
34	泛美卫生组织，世界卫生组织美洲区域办事处，华盛顿特区 Pan American Health Organization，Regional Office for the Americas of the World Health Organization，Washington DC	美国	Saenz	Carla
35	泛美大学，墨西哥城 Panamerican University，Mexico City	墨西哥	Casas	Maria de la Luz
36	秘鲁伦理委员会组织，利马 Peruvian IRB Network，Lima	秘鲁	Gil	Ana
			Lescano	A. Roxana
			Mestanza	Miguel
			Quiroz	Estela
			Sevilla	Carlos

	机构/组织	国家	姓氏	名字
37	联合国科教文组织（UNESCO）拉丁美洲和加勒比生命伦理网络 Red Latinoamericana y del Caribe de Bioética UNESCO		Fuentes	Duilio
			Justo	Luis
			Lorenzo	Claudio
			Macías	Andrea
			Maglio	Ignacio
			Minaya	Gabriela
			Pacheco	Victor
			Penchaszadeh	Victor
			Pfeiffer	Maria Luisa
			Rocha de Cunha	Thiago
			verges	Claude
			Vidal	Susana
38	Sama 妇女和健康资源组织，新德里 Sama，Resource group for women and health，New Delhi	印度	Sarojini	N.
39	科学观念的运动，伦敦 Sense About Science/All Trials campaign，London	英国	Cockerill	James
40	圣约翰研究所，班加罗尔 St. John's Research Institute，Bangalore	印度	Vaz	Manjulika
41	斯泰伦博斯大学，斯泰伦博斯 Stellenbosch University，Stellenbosch	南非	Amugune	Beatrice
			Moremi	Lemphi
			Nair	Gonasagrie
			Nyanyukweni	Pandeni
			Singh	Shenuka
			Towers	Wayne
			Visage	Retha
			Wium	Anna-Marie

	机构/组织	国家	姓氏	名字
42	瑞士医学科学院，伯尔尼 Swiss Academy of Medical Sciences (SAMS)，Bern	瑞士	Salathé	Michelle
43	研究伦理评估的培训与资源（TRREE） Training and Resources in Research Ethics Evaluation (TRREE)	瑞士	Sprumont	Dominique
44	秘鲁大学卡耶塔诺埃雷迪亚大学，利马 Universidad Peruana Cayetano Heredia，Lima	秘鲁	Samalvides Cuba	Frine
45	克雷塔罗自治大学，克雷塔罗圣地亚哥 Universidad Autónoma de Querétaro，Santiago de Querétar	墨西哥	Hall	Robert
46	巴塞罗那大学，巴塞罗那 University of Barcelona，Barcelona	西班牙	Ferrer Salvans	Pau
47	日内瓦大学，日内瓦 University of Geneva，Geneva	瑞士	Hurst	Samia
48	夸祖鲁·纳塔尔大学，彼得马里茨堡 University of KwaZulu-Natal，Pietermaritzburg	南非	Kirimuhuzya	Claude
			Ndimuangu	Hilton
			Matandika	Limbanazo
			Magolela	Melda
			Akintola	Olagoke
			Bengu	Sibusisiwe
			Raiman	Shenaaz
			Mtande	Tiwonge
49	米兰大学，米兰 University of Milan，Milan	意大利	Linkeviciute	Alma
50	密苏里大学，哥伦比亚 University of Missouri，Columbia	美国	Mcarthur	Carole

（续表）

	机构/组织	国家	姓氏	名字
51	渥太华大学，渥太华 University of Ottawa, Ottawa	加拿大	Williams	John
52	宾夕法尼亚大学，宾夕法尼亚 University of Pennsylvania, Philadelphia	美国	Ellenberg	Susan
53	西印度群岛大学 University of the West Indies	牙买加	Rampersad	Indira
			Nayak	Shivananda
54	多伦多大学，多伦多 University of Toronto, Toronto	加拿大	Bandewar	Sunita V. S.
55	美国健康与人类服务部，华盛顿特区 U. S. Department of Health and Human Services, Washington DC	美国	Carr	Sarah
56	华盛顿大学（圣路易斯），圣路易斯 Washington University in St Louis, St Louis	美国	Dresser	Rebecca
57	世界卫生组织（部分），日内瓦 World Health Organization (partial), Geneva	瑞士	Van Ommeren	Mark

附录5

中译本翻译小组名录

胡庆澧　上海交通大学医学院附属瑞金医院儿科终身教授，上海市临床研究伦理委员会主任委员，国家人类基因组南方研究中心伦理、法律与社会问题研究部顾问组组长，上海市关心下一代研究中心主任。上海第一医学院（现复旦大学上海医学院）毕业，英国伦敦大学医学研究生学校血液病专业研究生。曾任原世界卫生组织（WHO）助理总干事兼副总干事，联合国教科文组织（UNESCO）国际生命伦理委员会（International Bioethics Committee）委员，北京卫生部生命伦理专家委员会委员，上海市卫生局医学伦理专家委员会主任，上海医药临床研究中心独立伦理委员会主任委员。研究领域：儿科、血液病、公共卫生、生命伦理。

朱伟　上海市临床研究伦理委员会副主任委员，复旦大学副教授，生命伦理学专业博士。同时兼任国家南方基因中心伦理委员会副主任委员，以及华大基因、复旦大学和上海交通大学等多家医院机构伦理委员会委员，是生命伦理学专业委员会常务理事，美国海斯廷斯中心（The Hastings Center）研究员，美国国立卫生研究院（NIH）International Research Ethics Education Program 评委。研究领域：医患信任关系、知情同意、遗传伦理、研究伦理，以及健康权与卫生资源公平分配等专题。

唐根金　上海大学外国语学院英语系副教授，上海师范大学外国语学院英语系毕业，文学硕士。美国内布拉斯加林肯大学、威斯康星大学和英国利兹大学高级访问学者，中国国学双语研究会理事，上海市外文学会会员。研究方向：英语诗歌和英汉互译。

赵耐青　复旦大学生物统计学教授，博士生导师。中国预防医学学会生物统计专业委员会副主任委员；国际临床流行病工作网成员；复旦大学学报（医学版）副主编。研究方向：复杂临床试验设计中的统计问题，复杂的临床诊断试验设计（多结局生存分析、时间依赖性协变量的生存分析统计方法、临床试验中补救用药的有效性评估)。负责完成 2 个国自然基金项目,负责和完成 2 个科技部临床重大专项的子课题,1 个 973 子课题,2 个 863 子课题工作等,负责 85 个临床试验的研究设计及其数据管理和统计分析。在国内外杂志上发表 200 余篇论文,主编 2 本国家规划教材和 2 本其他教材,副主编 5 本教材,参编 8 本相关教材和专著。

张红霞　上海市临床研究伦理委员会伦理秘书,上海师范大学汉语国际教育专业硕士研究生,曾于 2015—2016 年往印度尼西亚慈育大学从事海外汉语教学工作。全程参与了本准则的初稿翻译工作,并承担了中译本工作小组的秘书工作。

苏红豆　复旦大学马克思主义基本原理专业硕士。主要研究方向:马克思主义理论、生命伦理学、中国医患信任。全程参与了本准则的初稿翻译工作,并承担了与 CIOMS 的部分联系工作。

章晓祎　上海市临床研究伦理委员会伦理秘书,加拿大英属哥伦比亚大学食品与营养科学理学学士。参与了本准则部分附录的初译工作,协助了后期校稿讨论与整理工作。

索　引

A

安慰剂　10,16－21,34,79,83

B

把关　81,83
保管员　40,43,44,46,48,50,105
保密性　40,46,50,58,71,100－102,104,105
编码　40,44,46,50,90,101
补偿　15,53－55,96,103,104
哺乳期　8,60,71,73－75,106
不赞同　62,67

C

长期研究　32,34
超过最小风险值的少许风险　15－17,20,62,65,83
成人　10,11,33,34,39,43,48,59,61,62,65－67,69,80
程序　7,10－14,16－18,21,25,28,32,34,37,38,40－43,45－48,52－54,56,60－62,65－68,73,77,78,81,84,85,87,88,90,95,97,100,101,103
出版(发表)　15,29,31,84－86,92－96,99,102,107,108,110,112,122
储存　36,40－50,52,105
传播　3,6,15,27,68,77,86,93,111
脆弱　4,9,43,49,58－60,70,71,78,79,85,89,100,106

D

当地　1,4－6,9,15,19,22－24,28,30,34,41,45,46,52－54,75,77,79,80,89,90,95,97,102
对照　10,13,16－20,24,26,62,67,75,79,81－83,99,100,105
多中心研究　87,90

E

二次使用　49,105

F

法定授权代表　37,54,62－64,68
方案　3,13,17,19,25,27,28,34,35,38,42,43,47,48,56,57,59,62,63,66,67,71,75,77－80,84,87－91,93,94,96,97,99,101,102,104
风险　2,3,6,8－21,25,27,33－35,37－40,43,44,46,49,50,54,55,60－63,65－68,70,71,73－78,82－86,88,90,92－97,100,102－106,109
(风险)管理　39－48,50,51,80,81,86,89,97,109,111,112,122
辅助医疗　23,28
父母　65,67－69,82,101
妇女　8,9,26,59,60,70－75,105,106,111,118

G

干预　1－5,10－14,16－25,28,30,35,53,54,56,57,61－63,65－68,71,73－83,85,88,92,93,100,101,103－105,112
公共责任　12,15,29,31,51,92

公平　1,3,8,9,13,25,30,31,57,62,76,78,79,93,96,109

公平分配　4,5,8,9,39,41,45,47,52,76,78,79,121

观察性　17,53,109

广泛的知情同意　40—49,52,105

过度诱导　53—55,75

H

合格——见"有能力给予知情同意"　2,8,29,30

合作伙伴关系　28,30,41,45,47,52,89,90

J

激励　11,54,55,94,101

急诊　63,69,80

疾病暴发　76,77

继续获得(/继续提供)　22,24,25,100,104

加速审查　80,88

健康需求　2—5,9,19,21—23,25,28,56,60,61,65,66,70,73,74,76,77,104

降低　19,24,77,78,81,84—86,92,94

教育　2,6,27,34,58,90,95,97,107—109,112,122

结果的返回　51

具体的知情同意　40—43,46—48

K

康复　56,104

科学价值　1,2,9—15,29,30,50,76,79,88,92

可识别　38,39,49—51,85,86,104

可替代的试验设计　79

款项　88

L

理解　2,4,6,7,11,14,20,27,32—34,37,61,62,68,80,85,93,97,98,101,103,104

利益冲突　7,13,30,31,33,79,89,93,

95—98,101,104

令人信服的科学理由　16,18,19

流产　71,73,75,105

伦理审查　3,27,29—32,37,39,53,61,77—80,87—90,95,97,99,101,110,111

伦理委员会　1—3,7,8,10—16,18,19,21,23—25,27—35,37—40,42—46,48—51,54—68,70,71,73—77,79—83,86—92,94—98,101—104,107—112,114,116,117,121,122

M

免除知情同意　32,34,36,37,39,40,42,46,48,64,68,77,80,82

免费医疗　53,56,57

N

能力建设　6,28—31,41,45,47,52,89,90,101,111,112

匿名　40,44,46,50,51,90

P

披露　34,42,44,47,50,71,85,86,95,105

Q

欺骗　32,33,38,58

钱　54,103,105

青少年　8,10,33,34,39,45,51,59,65—69,75,100

群随机试验　81—83

S

社会价值　1—5,9—15,21,26,27,30,37—40,44,46,49,62,65,73,75,76,79,88,92

社区的参与　6,7,11,12,25,26,29,30,41,45,47,52,60,63,77,79

生物材料　40—45,52,101,105

生物材料的使用　42,45

生物样本库　41—45,47,105

剩余组织　40,43

实施性研究　83

实物　54

试验后成果获得　6

收集、采集　13，27，28，36，38－51，71，
　78，79，82，84－86，93，103，105

受益　2－6，8－17，19－21，33－35，39，
　41－43，45，47，52－54，60－63，65－
　67，71，73－76，78，79，82，88，92，93，
　100，101，103－106

授权　5，34，35，37，40－42，44，46－50，
　67，68，71，83，85，87，92，101

数据共享　29，31，51，86，93，94

数据库　39，46－52，109

数据挖掘　50

数字化工具　84

T

胎儿　60，70，71，73－75，105，106

同情使用　24

退出　32，35，54，63，69，71，98，103

W

外部资助　87，89，90

网络　80，84，85，106，108，111，118

（未）要求获得的研究发现　42，44，47，
　51，103

相对有效性研究　17，21

响应　4，5，9，19，77

信息手册　33

修改知情同意　32，37，38，82

许可　1，3，17，34，38，59－65，67，68，81，
　83，84，87，96，101

选择退出　43，45，49，64

Y

样本转移协议　41，45

依赖关系　27，35，59，77，96

已记录（登记机关）　35，39

已明确有效的干预措施　10，13，16－20

隐私　12，15，60，68，84－86，93，94，100，
　101，104，106

有能力给予知情同意　27，32，33，37，40，
　42，43，46，48，49，51，57，59，62，67，77，
　80，96

有意的反对　67

孕妇　8，9，60，71－75，100，106

Z

灾难　76－80，106

赞同　62，65，67，68，101

责任——见"公共责任"　1，2，4，5，22，
　25，28－30，32，33，35，45，49，51，57，78，
　83，93，94，97，104

知情的选择退出/选择加入　40，43，46，
　48，52，84

知情同意　3，10，11，23，26，27，32－40，
　42－44，46，48－51，54，57，59，61－65，
　67－71，73，74，77，80－83，90，98，100，
　101，103，121

资源贫乏地区　4－6，8，19－21，23，25，
　28，45，46，52，76－78，83，90，93，101

自愿，自愿性　11，34，35，39，54，59，60，
　80，85，96，103

最小风险　10，14，15，17，18，37，39，40，
　43，44，46，49，60，62，65－67，73，75，
　88，100